半歩の壁

死に学び、生を考える

中橋恒
松山ベテル病院院長

山折哲雄
宗教学者

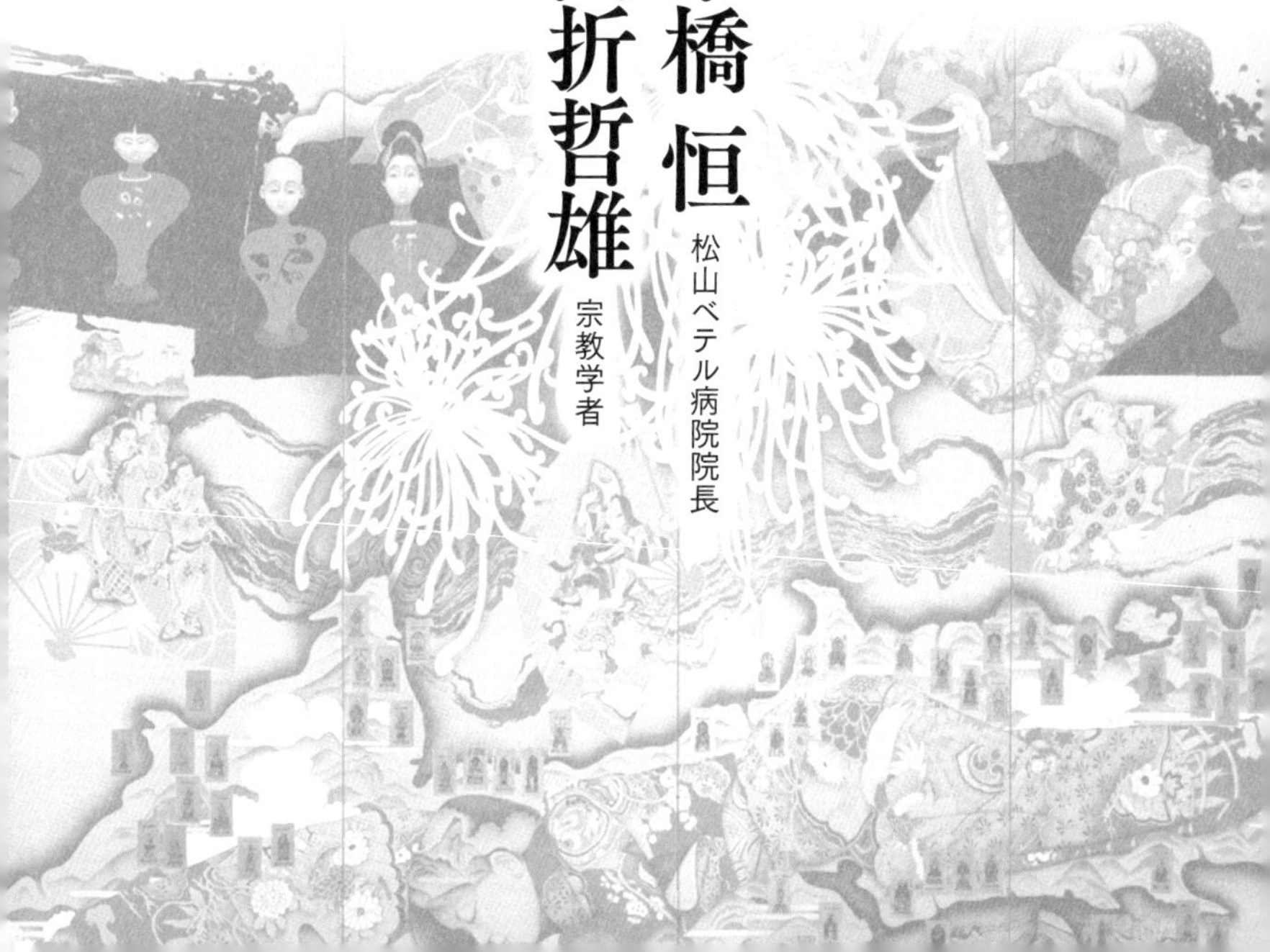

序文

生と死の間《はざま》にある「半歩の壁」

山折哲雄

昨年（二〇二二年）の九月のことだ。映画界の風雲児と言われたフランスのゴダール監督（九一歳）が、突然スイスで自殺幇助によって死去した、と世界に報じられた。

スイスは自殺幇助による安楽死が合法、とされる先進国として知られてきた国である。自分の死は、個人それぞれの自由意志によって選べるという思想である。

ゴダール監督は日頃、「長生きしたいとは思わない」と言っていたという。近親者の話によると、「ゴダールさんは病気ではなかった。ただ疲れ果てていたから決断したのではないか」とも言っていたが、日常生活に支障をきたす複数の病気を患っていたようでもある。

スイスの刑法では、自殺の幇助を利己的な動機から行うと罰せられるが、非利己的であれば、罪に問われることはないと言われている。「治る見込みのない病気」「耐えがたい苦痛」

「健全な判断能力がある」などの基準が満たされれば許される。

実際の処置としては、医者が対象者に薬物を投与することは禁じられており、本人が自分の意志で薬物を摂取するという。

スイスで最大規模の自殺幇助機関「エグジット」では、これまで一四〇〇件の実例があった。この自殺を幇助する団体が会費や手数料で運営されているところから、「活動が事実上のビジネスになっている」との批判もある、という。

ゴダール監督自身の写真を見ると、二〇〇二年にアメリカで撮ったときと、二〇一〇年にチューリッヒに滞在したときと比べると、写真に写る表情からはあまり変化は見られない。私とほとんど同年代の人だけに、もともとからだは元気だった人のようにも見える。

そのような監督の履歴を知らされると、氏がやはり強烈な個性の持ち主だったことがわかるし、その自殺の決意も受け入れたくなる。自殺に関わる医療的な事項も万事合理的に説明されていて、スキがないように見える。ゴダール監督はさぞ満足して息を引き取られたのではないだろうか。

ひるがえってわが国を見ると、ご存じのように、このような自殺幇助は認められてはいない。我々の社会でも、積極的な安楽死を解禁する運動がつづけられてきたが、それを認めるところまでいくことはなかった。話題にされることはあっても、実行されることはなかった。ましていわんやゴダール監督型の死に方は、舞台裏で語られることはあってもわが医学会が公的な場で取り上げることはなかったのである。

もちろん一方で、延命治療の自粛、緩和医療やホスピスケアの充実、推進に理解を示すようになってはきた。しかし安楽死そのものの核心に手を突っ込むことはしなかった。医学はそもそも人間を生かすためにこそ存在する。死ぬことに手を貸すことなどもっての外、の一点張りを通してきたからだ。

人間における「死の現場」、あるいは「死に逝く場所」に立ち入ることを禁ずる思想であり、哲学であると言っていいだろう。人が病室で死ねば、医師は首を垂れ、言葉少なく静かに病室を去っていく。その最期のときが近づいたとき、病床の遺体から去っていく。そこはもはやお医者さんの立ち入る場所ではなくなっているからだ。

あと一歩、あと半歩前に進めば、そこにはまだ「死の場所」があるというのに、背中を見せて去っていく。あと一歩、あと半歩を進めば、見渡すかぎり広大な死の世界が広がっているのに去っていく。

お医者さんは、なぜ「あと半歩」「あと一歩」をさらに前に踏み込もうとはしないのか。

「半歩の壁」という外はない。だがこの半歩の距離を、病床にとりのこされている死に逝く者は、ただじっとみつめている外はない。意識の混濁ともうろうとした眼差しの中で、じっと眺めている。

こんなことを言うと、多くのお医者さんたちは必ず、それは我々の仕事の領分ではない、それこそお坊さんたちの領分の仕事ではないかと言うだろう。そのようにはげしく抗議の声をあげるに違いない。まことに「当然のこと」だ。それを否定することなど、私にはとてもできそうにはない。

はたしてそうであるならば、お坊さんたちはこれに何と答えるであろうか。「死の現場」に立ち会うのは、医師ではない、お坊さんたちだよと言われて、お坊さんたちは何と答えるのだろうか。今日の仏教界はこれに対して、いったい何を答えるのだろうか。

事態は、いささか深刻である。なぜなら、お坊さんたちの日常の大半は葬儀と墓地の維持・管理によって占められているからだ。もちろん、最期の場面になったとき、西欧世界のキリスト教におけるホスピスやターミナルケアが導入され、その流れが仏教世界に刺激を与えてきたことは事実である。仏教的なビハーラ形式の緩和ケアがおこなわれるようになったからだ。けれどもそれが我々の社会で大きな流れになることはなかったし、現在もそうはなっていない。むしろ経営破綻に追い込まれることの方が多い。仏教徒の患者の方からも、キリスト教系の緩和医療、ホスピスケアに対する抵抗感が強い。

そういうこともあって仏教側はなかなか「死の現場」に立ち入ることができないままできた。そのような心理的な気おくれ、社会的な圧力などに押されて「死の現場」における看取りの機会を手にすることがなかなかできなかった。

つまりお坊さんの側からも、先ほどから取り上げてきた「死の現場」へのあと一歩、あと半歩の接近が難しくなっていたということになるだろう。

それには、例の、「信仰嫌いのお墓好き、宗教嫌いのお骨好き」という日本人の伝統的な生活習慣が災いしていたということもあるかもしれない。日本人には、口では葬式仏教と文句を言いながら、一方では死者のためのお墓とお骨に対して執着する気持ちを隠すことがなかった。けれどもそのようなこれまでの伝統も、今日ではだんだん怪しくなってきている。周知のように直葬とか家族葬が一般化し始め、骨や墓に対する関心すら次第に薄くなりつつあるからだ。

我々の「死の現場」が、大海に囲まれた離れ小島のように孤立し始めているという外はない。医学界の「死の現場」に対するあまりにも慎重な態度、仏教界の同じような利己的な尻ごみによって、その離れ小島にはますます人手が失われ、寂寥の風が吹くようになっている。「あと半歩」の壁がなかなか越えられない。「あと一歩」のさらなる接近が難しくなっている。それが、最長寿国になった日本が直面している現実の姿であり、その「死の現場」における孤独な風景世界なのである。

そんなとき、自然に思い起こされるのが、上方落語の古典、桂米朝さんの『地獄八景亡者戯』である。この世を去った老若男女の亡者たちが、手に手をとり合って、ゾロゾロワイワイ軽口を叩き、冗談を言い、愚痴と悪口おかまいなしに、三途の川に向かって歩いていく。聞いていて、金、バクチ、酒、なんでもおかまいなしの無礼講。語りの面白さ、諧謔のリズムの快さといったらない。

三途の川には渡し舟が用意され、何かと世話をやく渡し守がまちかまえている。


よくよく考えてみれば、京都・大文字の送り火の行事も、熊野の那智の火祭も、そして四国の山野河海を巡り歩くお遍路の旅も、みんな六道輪廻の旅、この『地獄八景亡者戯』の古典劇場だったことが見えてくるのである。

そこにはもちろん「半歩の壁」どころか一切の障害物がないからだ。何しろこの世からあの世に渡る美しい屋形船までがそろっているのだから……。

このたびも　三途の川を渡りかね
三途の川　行きつ戻りつ　白い道

はじめに

中橋　恒

私は一九五一年に長崎で生まれました。両親はともに爆心地直下で生活を営んでいましたが、偶然の重なりで命を長らえ私の生へと繋がりました。

自分の周りでの死別の体験を思い出してみますと、幼稚園へ上がる前の頃、姉の友達が疫痢で亡くなり、家の周りで白衣を着た大人たちが消毒液を散布している光景を覚えています。初めての葬式は高校生のときに体験した母方の祖母でしたが、旅立つ過程や故人を目の当たりにする体験がないままに医学部へ進学しました。

初めての解剖実習の前日、不思議な夢を見ました。解剖台に横たわっているご遺体にシートがかけてあり、実習が始まりシートをめくってみると顔がないのです。その光景は鮮明な記憶として今も残っているのですが、なぜあんな夢を見たのか、時に思い出しては考えてみていました。理由の一つは長崎という土地柄でしょう。多くの方が一瞬で亡くなり、復興に一生懸命だった街には死を遠ざける空気があったように思います。それは当時の日本全体の空気だったのかもしれません。

それにしても、顔のないご遺体とは、いったい何なのだろう？

かつて外科医として総合病院に勤務していた頃のことです。病院では、旅立ちが近くなると院内で待機して、旅立ちのときには死亡診断をします。病院を去られるときは裏口からひっそりとお見送りをします。深夜の旅立ちのときには、夜が白み朝の病院の配膳の音を聞きながらその日の仕事についていました。

そのときは敗北感と同時に、最後までやり切ったという気持ちでした。医師として常に最善の治療を心がけていたからです。しかし、緩和ケアに携わるようになって思うと、亡くなられた患者さんの顔をしっかりと見て、お別れをする「看取り」をしていなかったのではないかということに気づきました。

当時の私にとって、治療には最善は尽くしているものの、患者さんの死は点でしかなかったのです。顔のないご遺体とは人格のない物体なのかもしれません。

今も、看取りは欠かさず続けています。深夜の病室で永遠の眠りについた患者さんを囲んで、ご家族と闘病中の思い出に涙したり、笑ったり……。思う存分語り合っていただいた後、表玄関からご自宅へお帰りいただくのです。

人は両親から命をいただき、社会の中で人と関わりながら命を繋ぎ、最後は一人で永遠の旅に出かけていきます。医師はその永遠の旅のスタート前にこの世での営みが終わったことを宣言する死亡診断という役目を持っています。

「死亡診断」。それは顔のあるなしにかかわらない、ただの宣言になっているのではないか。本書に収録させていただいた宗教学者・評論家である山折哲雄さんとの話の中で、「心臓死をもって人の死としないというとらえ方はできないか」と問いかけられて考えさせられました。

人類は歴史を刻む中で宗教や哲学を育み、生とは何か、死とは何か、死んだらどうなるのか、あの世は本当にあるのかなどと問い続けてきましたが、科学はエビデンスに基づいて成り立っているものです。エビデンスとは証拠であり、事実です。

医師が死亡診断をするとき、患者さんの人生や、その後のことは考慮されません。死は事実を踏まえた点でしかないからです。死は人生のゴールであり、新たな旅立ちという流れでとらえているわけではありません。

シシリー・ソンダースが提唱したホスピスケアは、現代において死を点ではなく、流れの中でとらえ直す革命的な運動であったと思います。

ところで、松山藩出身の文人、正岡子規が自身の最晩年を記録した『病牀六尺』を読んだとき、シシリー・ソンダースが提唱した現代のホスピスケアそのものが描かれているように感じました。『病牀六尺』は世紀を超えて読み継がれる日本文学の金字塔のような作品です。しかし、正岡子規を終末期の患者として見立て、日々書き綴られた作品を、記録としてホスピスケアの視点から読み解いたとき、最良のテキストになりえないかと考えました。それは一二〇有余年前に旅立った正岡子規から私たち医療者へ届けられるメッセージであり、提言にほかなりません。そこで『病牀六尺』をもとに「子規 命の叫び」を著し、本書に収録しました。

山折哲雄さんは本書の中で、日本の伝統文化から育まれた死生観と現代医学が生んだホスピスケアの融合によって、死を点ではなく「老病死」という流れの中でとらえ直すことができないかと問いかけられています。

私が医者になりたての頃、大腿骨頸部骨折で入院して来られた高齢の女性を担当しました。年齢を考慮して手術は選択せず、安静療法で治療を行うことにしました。時間経過と共に元気がなくなり、食欲も落ちて最後は肺炎を併発して亡くなられましたが、死が近くなると、うわ言のように般若心経を唱えておられ、死と向き合う中で心の安寧を求めているように見えました。当時の私は、その光景をせん妄症状として見ていました。

果たして、それはせん妄だったのでしょうか。

死を心臓死という点でなく、「老病死」という流れの中でとらえていくことはできないか、という山折さんの問いかけは、これからの医療のあり方における私たちへの宿題として考えていくべきと考えています。高齢多死社会が加速する中、本書が「死生観の転換」を考察するきっかけとなれば無常の喜びです。

半歩の壁

死に学び、生を考える

——目次

第2章

日本人の死生観について

山折哲雄講演録より抜粋

第3章

［対談］老病死を考える

宗教学者・山折哲雄 vs ホスピス臨床医・中橋 恒

第4章

子規 命の叫び

『病牀六尺』に学ぶホスピスケア 中橋 恒

第1章

山折哲雄からの宿題

第四四回日本死の臨床研究会年次大会
基調メッセージ詳報

［語り］山折哲雄（2022年6月）

最期は食をコントロールしていた

最期のイメージ

八〇代に入って二つの大病をいたしました。

一つは心臓。不整脈から脳梗塞を起こして、カテーテルアブレーション治療[1]をしました。二つ目は二〇二二年。コロナ禍の中、逆流性食道炎[2]で急性肺炎を起こしまして高熱を発しました。これはもしかしたらコロナに感染したかもしれない、という疑いがありまして大きい病院に入り、すぐにＰＣＲ検査をいたしました。結果は陰性でした。ところが肺炎の重症化であることが判明し、ただちに入院。治療に入りました。その頃まで、最期は食のコントロールによる断食、絶食で逝こうと思っていました。

私は三〇代のとき十二指腸潰瘍、胃潰瘍の手術を受けました。このときに経験した絶食療法が基本にありました。絶食して四日目、五日目に思いもしなかったような清涼感、味も匂いもよくわかる。遠くのものがよく見えて、モノが聞こえる。まさに生命力の回復という蘇生感を体験したことです。それで直感的に思ったのです。「最期は食をコントロールすれば、スゥーッとあの世に逝けるのではないか」と。

極端なことをいえば、日本の伝統でも、世界の伝統でも、どこでも――。宗教者たちは断食とか絶食といった食のコントロールを非常に重視していました。仏教はもちろん、キリスト教でも、イスラム教でも。いずれも断食に入る前に五穀断ち[3]であるとか、十穀断ち[3]をやります。精進[3]という言葉でまとめて言う場合もあります。

こうして穀物を摂らない時期を経て、だんだんと身体が枯れ木のようになっていく。そういうイメージトレーニングがあの世に逝く前には必要になるだろうな、と考えるようになっていました。

断食往生

そこで世界の修道院や仏教僧院に伝えられた僧侶たちの最期を記した生活記録を調べてみました。日本の場合は比叡山に多くの事例が残されています。これを見ると、自分はあと一週間、一〇日、一カ月で寿命が尽きると悟った僧侶は、例外なく五穀断ち、十穀断ち、塩断ち、水断ちを経て完全断食に入り、五日～一週間のうちに息を引き取る、とあるんですね。

そのとき、地獄の業火に苦しんだと告白している僧侶もいるんです。ただ、それは少なくて、多くはそのままスゥーッと静かに息絶え、後にはお香の香りが立った、なんていう話があります。つまり、奇跡物語にしているわけです。

私は、絶食による最期を迎え、地獄のような苦しみの中で息絶えた人もいれば、それを免れて自然死のような形で息を引き取った人もいたんだなと考え、何となくですが、自分も最期は断食による自然死をイメージするようになっていきました。四〇代以降はずっとそう思っていました。そのモデルとして自然に浮かび上がってきたのが西行法師[4]（一一一八～一一九〇）ですね。西行法師というと遺言の和歌が有名です。

ねかはくは　花のしたにて　春しなん　そのきさらきの　もちつきのころ

『山家集[5]』

春三月、満月の夜に桜の花を見ながら息を引き取るのが最高だ、願わくばそうなりたいという意味ですが、その通りの最期を迎えています。

当時の都人《みやこびと》、後鳥羽上皇にしても藤原定家などにしても『新古今和歌集』の編纂者たちは西行を非常に尊敬していましたから、「さすが西行、その最期は立派だ」と話題になったそうです。そういう記録も残っています。文学史の上で西行の功績は、それくらい高いものだと教えられ、聞かされたわけですが、私は「待てよ」と思いました。西行は春三月、満月の夜を狙って断食死をしたのではないか――⁉と仮説を立てました。

「断食往生」と言ったらいいのかなぁ。

これが私の研究上の主題となり、自分自身の生き死にのモデルになるかなと思ってきました。

認知症になったら覚悟できない⁉

ところが八〇代になると認知症が大きな社会問題になっていることに気づかされました。いつの間にか認知症になった場合、自分はいつ五穀を断ち、十穀を断ち、断食するという覚悟というか決意をすることができるのだろうか――と。「さて、これ、どういうふうにすればいいのかな？」と思うようになりました。

先ほど申し上げました通り、コロナ禍で入院したとき、肺炎の重症化でだんだん呼吸が苦しくなっていくんですね。一カ月くらい入院していましたけど、胸水がなかなか取れず、進展が見られない。主治医と相談しました。

主治医からは延命治療を提案されましたが、お断りしました。手術も提案されましたが、これもお断りしました。そして抗生物質の投与と胸水を取る治療に専念していただいたわけです。呼吸はだんだん苦しくなっておりました。

そのときに、ですね。「自分はこれまで逝くときは、断食による自然死と思っていたが、考えを変えてみたい。今日の現代医学における緩和医療を導入してほしい」と主治医に話しました。そして「できるなら、安楽死や尊厳死ではない、セデーションという形で最期を看取るお医者さんがいると聞いています。それは公的に認められているかどうかわかりませんが、ある書物を読んでいると日中のセデーションと夜のセデーションの二種あるそうですね。それは本人と家族了解のもと鎮静状態にするためモルヒネを投与すると。それで一つ、私を送ってくれませんか」と意思を伝えました。

その上で「超高齢社会となった今、伝統的な食のコントロール、究極の形としての断食、自然死と、先端的な医療技術に緩和医療の中でも最も厳密かつ限定的にセデーションを取り入れていただいて、最期の看取りに導いてほしい」と話しましたら、主治医はしばらく考えて、はっきりとおっしゃいました。

「そういう形を現代医療は認めることはできない」と。「ただし、肺炎の重症化が治る見込みはなく、苦痛がはなはだしい場合はね……」とも。

　主治医は本当にやさしい方で、手を尽くしてくださいました。批判する気はさらさらありません。しかし、これからの問題として、自然死的な考え方と緩和医療的な考え方をうまく結合し、第三の道に導いてほしいと望む人はどんどん増えていくのではないでしょうか。

　第一次ベビーブーム世代が平均寿命を迎え、心肺停止状態が増えていくわけです。すでにギリギリの時代に来ていると思います。世界の中でどこが一番来ているかというと、それはまぎれもなく日本でしょう。日本は超高齢社会になっていますからね。ところがここで認知症問題が出てきた。本人の意思決定ができない。これは宗教界、医学界、法曹界の方々のある程度の合意が必要となってきます。

死の定義を変える

心臓死と老病死

もう一つ。これまでの医学の常識としての「死の定義」。これを変える必要があると思います。死を心肺停止、脳死という点でとらえるのは西洋医学の側から伝えられた考え方だと思いますが、これに対して日本の一〇〇〇年の歴史の中で考えた「日本人の死生観」というものは死を点でとらえていません。「老病死」というプロセスでとらえていました。西洋の「心臓死」に対して日本には古来、「老病死」という概念があるということです。

老という状態、病気という状態を経て、死がだんだん近づいてくるわけです。現実の超高齢社会における人間の生と死の問題を心臓死、脳死といった点でとらえることは、もう限界が来ています。老病死という状態を一貫して医学者、宗教者、政治、行政が協力してとらえていく必要があるのではないでしょうか。

地獄、極楽

あの世はどこにあると考えられてきたか——という問題です。ギリシア神話にしてもローマ神話にしても天国は垂直的に天上の彼方に存在し、地獄は地の下に対比的にとらえて、両者を分断的に考えているんですね。垂直の線で生と死の世界が視覚化されているんです。天国に昇る人はスゥーッと上昇し、地獄に落ちる奴はどんどん地下へと突き落とされる。

私はローマの地下墓場「カタコンベ[6]」にも行きました。あれは墓だけじゃありません。広大な地下都市が広がっており、そこで生活できるようになっています。地下都市はアレクサンドリアにもありました。敵から身を隠し、都市を守る、文化を守るという意味も持っていました。西洋人は一般的に、地獄は地の底の底にあるという考え方を持っているわけです。

インドもそうです。本来、仏教の世界観というのは須弥山《しゅみせん》説[7]です。世界の中心に大きな須弥山という山があって、頂上に極楽、地下は地獄があるわけですね。八大地獄も地下の暗い冥界にある。やっぱり垂直的思考です。

遍歴する魂

インド発祥の仏教が中国を通って日本に入ってまいりますと、あの世は水平の彼方にある、という考え方に変わるんですね。『日本霊異記』[8]（『日本国現報善悪霊異記』）という平安時代初期の説話集によると、今から一〇〇〇年余り前の日本の庶民の世界観が出てきます。人間は死ぬと魂と身体が分離して、肉（遺体）は地上に残されて犬に喰われたりするが、魂は他界遍歴をして、生き返る者もいる。生き返る者がいるから、人間が生理的に死んでも、ただちに遺体を焼いたり、埋めたりすることはせず、地上に一定期間残す――と。この期間を「もがり」[9]というんですね。

ところがその一定期間が経過し、二週間もすると遺体は腐敗してきます。そのとき初めて「死んだ」と認識し、お葬式をする、そこでお弔《とむらい》をする。では魂が遍歴する他界とはどこにあるか、ということですが、『日本霊異記』をはじめ、『今昔物語』[10]、『方丈記』[11]など古い説話集を見てみますと、すべて水平の彼方にあります。魂は平面移動しているのです。決して地下の底に降りていくのではないのです。ギリシア、ローマの風景とはぜんぜん違います。

例えば、こうです。

死んだ人間の魂は、まず北方に行く。そこには針の地獄があって、炎が燃《も》え滾《たぎ》る地獄谷みたいなところがある。そしてある地点まで行くと、今度は西に行きなさいと。西に行くと金銀楼閣が出てきて、その中に閻魔大王がいる。これは中国の影響です。閻魔大王によって、そこで極楽行きと地獄行きに分けられる。魂は平面移動で東へ行くとか、南へ行くとかしますが、決して地下に行かない。これが日本人の根源的な死生観をなしている考え方だと思います。

お盆の季節になると、京都では「大文字の送り火[12]」があります。死者の魂は山に入っているんですね。山が浄土になっているんです。地下に行っているわけではない。それがお盆になると里へお出でいただけるよう招き寄せる。そしてお祀りをして、お盆が終われば火を焚いて、山にお送りするということです。つまり、魂は平面移動しているという考え方です。京都の市中がこの世であって、それをとりまく北山、東山、西山があの世なのです。あの世とこの世が地続きになっています。こういったあの世とこの世の世界観はもともと日本全国に広がっていました。そこに仏教が入ってきます。つまり垂直の世界観が、それと重なるようになったのです。さらに近代に入ると西欧の垂直的冥界観が入ってきます。日本人の他界観も地下に対するイマジネーションが強くなっていきましたが、何となくごちゃごちゃになりました。

三途の川

あの世とこの世を分ける結界として「三途の川」があると考えられています。これはギリシア、ローマ世界にもあります。仏教の地獄極楽世界にも三途の川は流れております。冥界の川なんですね。この世との境界にあるものです。京都ではどこにあるかといいますと、鴨川ですよ。この世は京都市中。あの世は周辺の山。間を隔てる三途の川が鴨川。魂は、鴨川を渡ってあの世に行っているわけです。三途の川を鴨川に見立ててきました。

そう言うと、私たちは仏教的、キリスト教的な考え方が入っているため、何となく違和感を持たれるかもしれません。しかし、京都でお盆をお過ごしになると、わかるんです。死者の魂が四条通を歩いて鴨川を渡るんですよ。まさに三途の川です。渡し舟はないから四条大橋を渡る。だから、その季節になると僧侶が橋で旗を立ててお経を唱えています。橋を渡る人は僧侶にお布施の銭を差し出しています。あれは三途の川を渡る舟賃ですね。私も時々、四条大橋を渡るとき、僧侶に一〇〇〇円渡しています。すると僧侶の瞳が一瞬、キラッと光る。それが京都の日常風景なんです。

つまり、この世とあの世の関係はものものしいものではない。この国では、生きているものは死をそのまま引き受けるという感覚が日常的な暮らしの中で少なくとも一〇〇〇年余り続いてきた、ということなのだと思います。

四国へ渡った人々

この考え方をもう少し広げてみますと、近畿に対して四国があの世。瀬戸内海はあの世とこの世を隔てる三途の川ととらえられます。四国に渡り、弘法大師さんと同行《どうぎょう》二人《ににん》[13]で歩いているうちに六道輪廻[14]を巡り、あの世に行く。四国へ旅に出るということが重要なことなのです。

死は誰も逃れることはできないわけです。いつ、どこで死ぬかということもわからない。それは運命のようなものですね。ですから、旅に出て、歌を詠み、般若心経を唱える。そういうことで苦しみや悲しみの巷を歌いながら旅をしていく。そのうち、スゥーッと同行二人で行くべきところへ行く、という考え方でしょう。

四国を旅するお遍路さんの白衣や杖、笠などには「南無大師遍照金剛」と記されています。弘法大師空海のことです。これは空海が開いた真言宗（密教）の考え方が中心ですが、ここには浄土教の考え方も入っています。といいますのも、真言宗の総本山、高野山金剛峯寺では近代以前、昼こそ南無大師遍照金剛と唱えていますが、夜は南無阿弥陀仏の声が全山に聞こえていたと伝えられているからです。

つまり、密教と浄土教は二重構造になっている。このため、四国は、大日如来（真言宗）がいらっしゃる仏国土であると同時に浄土教の阿弥陀如来がおいでになる浄土でもあるという信仰が根強く残っています。至るところに神々も宿っています。まさに神仏が共生している世界です。ここに日本人の死生観が集約されていると言っても過言ではないでしょう。

鴨長明の『方丈記』の中にこういった説話があります。

比叡山の優れた上人が、あるとき忽然と姿を消してしまう。お弟子さんが一〇年、二〇年と探してもどこへ行ったかわからない。探し回るうち、四国の辺境で貧しい小屋掛けをして生活している聖《ひじり》がいると聞き、訪ねてみると比叡山の上人だった。『今昔物語』にも同じような説話が出てきます。

江戸時代後期の僧侶、歌人として知られる良寛[15]（一七五八～一八三一）も四国を旅している形跡があります。良寛は曹洞宗の僧侶として備前で修行しているのですが、修行を終えて故郷に帰る間に四国を旅していたらしい。そのことを伝える随筆が発見されているのです。やはり、良寛にも一種の四国信仰があったのでしょう。聖というものの最後の姿を四国に求めたのかもしれません。

日本人の死生観

なぜ、死が先なのか

私たちはよく「死生観」という言葉を使いますよね。「死」が先で「生」が後。これを逆転させて生死観《しょうじ》と言う人もいますが、これは専門的な言葉です。人間は生まれて、死ぬわけですから、生死観と言いたいのでしょうが、一般の日本人はずーっと何百年も「死生観」と言ってきたわけです。

では、いつからなのか。私は『古事記』[16]や『日本書紀』[17]、『万葉集』[18]が編纂された約一三〇〇年ほど前から「死生観」だったと思います。言葉としてはっきりするのは、やはり今から四〇〇年余り前、織田信長の時代ですね。

信長が本能寺の変で殺されるとき「敦盛」[19]という幸若舞を舞ったという逸話は有名ですが、「敦盛」の冒頭に出てくる言葉が「人間五〇年、下天の内にくらぶれば、夢幻の如くなり」。人間の寿命は五〇年だと言っているんですね。その頃の平均寿命は四〇～五〇歳と言われているのですが、江戸時代の終わり頃になっても変わりません。明治、大正、昭和と続き、戦後のつい最近まで人間五〇年だったわけですが、この二〇～三〇年の間に、人間七〇年、八〇年、九〇年、そして一〇〇年となってきたわけですよ。この変化はいったい――？

もちろん、衛生観念の普及とか医学の進歩はあります。人間は五〇年で死んでいくという考え方で慣れてきた日本人の目の前には、その後引き延ばされた三〇年、四〇年をどう生きるかという問題が新たに今、浮上してきました。

そこで「死生観」という言葉です。人間五〇年の時代は死ぬことが第一義であって、同時にその中をどのように生きるかということが、重要な意味を持っていたのでしょう。死ぬことは、生きることだと。こういう考え方が、この言葉に込められているわけです。

ところが、これが英語にはないんですね。死生観というまとまった熟語としてはありません。あえて言うなら「death education」。死と生はまったく別という考え方でしょう。生は生、死は死と……。

死の受容のプロセス

アメリカの精神科医、エリザベス・キューブラー＝ロス（一九二六〜二〇〇四）は、『死ぬ瞬間』（一九六九年）を著し、死と死ぬことをテーマに「死の受容のプロセス（キューブラー＝ロステデル）」を提唱しました。このプロセスは五段階に区分されています。第一段階は否認。死を否認し、周囲との距離を置くようになる。第二段階は怒り。死が否定できないと自覚すると、「どうしてなのか」と怒りを覚える。第三段階は取り引き。死から逃れるため、何かにすがって取り引きしようとする。第四段階は抑鬱。死から逃れることはできないと抑鬱状態になる。そして第五段階、死を受け入れる。つまり、あきらめるというわけです。

この考え方の基本は、生きている世界と死の世界は断絶しているということです。それが当時、日本の看護学の本にそのまま掲載されていました。私はある看護学会で講演をしたとき、日本には死生観という考え方があるにもかかわらず、いまだにキューブラー＝ロスの死のプロセスを受け入れている。けれども、我々の死生観に立ち戻らなければ、本当の我々自身の看取りはできないのではないか――と指摘したんですね。誰も反論しませんでした。

その後、キューブラー＝ロスは『続・死ぬ瞬間』を世に出します。これはがんなどで治る見込みのないアメリカの子供たちを看取った体験に基づいた著作です。この著作によると、子供たちは必ずしも死を断絶ととらえていないと述べています。多くの子供たちは蝶のような姿になって別の世界に飛んで行くと信じていて、別の世界でお母さんやお父さん、祖父母に会うといったイメージを抱いて死んでいくと。ところが『続・死ぬ瞬間』は日本社会でさほど大きな話題にならなかったような気がします。キューブラー＝ロスに対する医学界の評価が下がったからとも言われています。

近代医学の世界ではあくまで「生」を特別に考えているような気がします。死は心臓死をもって始まるという考え方です。それまでは生きる、生かすの一点張りで……。これでは死と生を有機的な繋がりとしてとらえていた日本人の伝統的死生観はとてもとてもとらえられないのではないかという思いが、私の中ではずーっとありました。

そこへ認知症問題が出てきました。

今こそ、「老病死」

超高齢化によって、生きているか、死んでいるかが判然としないようなグレーゾーンがどんどんどんどん広がってきたという現状があります。

世の中はすでに九〇歳、一〇〇歳時代になっている。現実に半死半生で苦しんでいる人々がいます。介護する人も足りなくなっています。介護の方法も非常に難しくなっていることでしょう。学校で教えられ、経験を積んでも対応しきれないケースが至るところに噴出しているわけです。その中で安楽死の考え方、セデーションのような考え方をどう位置づけるかは、現実として対応せざるを得ない課題だと思います。

やっぱり心臓死、脳死といった点でとらえる死の定義を、根本的に考え直し、「老病死」というとらえ方を、少なくとも協議する時期は訪れているように思います。

私自身のこと

自然法爾《じねんほうに》

私自身のことですが、肺炎の重症化から幸い生き残って、今こうやって生かしていただいています。これは本当に医学のおかげです。お医者さんのおかげです。いろいろな形で介護を含めて助けていただいた方々のおかげだと思っています。同時にですね、九〇歳を過ぎたあたりから、超高齢の老人というのは日々、考えが変わる、刻々と変わると実感しています。午前に考えていたことと、午後に考えたことはまるで違う。正反対のこともあります。
それは生きたい、死にたいから始まり、そろそろこの辺でいいやと思うこともあります。夕方、日が落ちて、何となく静かになって、ピーポーピーポーという音ばかり聞こえると、「あー、俺もそろそろかな」という気持ちになる。ところが翌朝、陽がさんさんと照ってきて、ラジオでもテレビでもつけると、また違った気持ちになってきます。気持ちが刻々と変わるわけです。「あー、こんなに変わるものか」と我ながら感心するほどです。信念とか覚悟とか、ずいぶん偉そうなことを言ってきましたが、死の覚悟などとてもじゃないけど、言えません。信念なんていうものは、いつグラグラするかわかりません。それはそれでいいんじゃないかと。

認知症治療のパイオニアと言われる医学者、精神科医の長谷川和夫氏[20]（一九二九～二〇二一）の著書を読んでビックリしたんですよね。認知症のテスト方法を作られて、症状を数値化されました。ところがご自身が九二歳のとき、認知症を発症され、講演会で「自分は認知症が出てきたので、今後一切、こういう活動はしません」と公言されてお亡くなりになりました。最後の著書で、医者としてのキャリア、苦労された治療法の開発などをお書きになって、最後のところに、認知症の患者さんを診ているとき一番大切なことは、ありのままを受け取ることだと書いてあるんです。ありのまま。そのまま。自然に接すること。実はこれが一番難しいことだと思います。けれども、それがケアする人間の一番の心得だと。

私はこの言葉に感動しました。これこそ、親鸞が最晩年に到達した「自然法爾」の心境だと思いました。自然法爾とは、何ら人為的な力を加えることなく、おのずからの姿であること、自分を捨てて如来の絶対他力[21]に包まれ、任せきった境地を意味します。

現代医療の先端を拓かれた長谷川氏が最後に到達した心得が、一三世紀に親鸞が自身の生涯の最後にたどり着いた境地と一致していたからです。

夢は枯野をかけ廻《めぐ》る

親鸞は若い頃から難しい論文をたくさん書いて、最晩年に「ありのまま」「そのまま」に至りますが、生涯にわたって和讃[22]を作っています。和讃は七五調形式を連ねたものが多い。つまり和歌ですよ。人間が本当にホッとするときは、しばしば旅に出て和歌を作ることで、その和歌が人々の心にスゥーッと入っていくことを親鸞は知っていたのだと思います。西行は旅を重ねた歌人でした。良寛も歌人です。修行しながら旅をして、和歌を手放さなかった。私は親鸞、西行、良寛が日本文化の最高峰と思っていますが、もう一人加えるなら、江戸時代前期の俳諧師、松尾芭蕉[23]（一六四四～一六九四）でしょう。旅から旅へ。そして俳句を詠み続けた芭蕉最晩年の句が、

旅に病んで夢は枯野をかけ廻る

「夢」ですね。

芭蕉がどんな夢を見ていたのか――ということが、ずっと気になっていました。

ところが、肺炎の重症化という大病を経て、九〇歳を超えてようやく見えてきたような気がしています。

といいますのも、私の今の生活を一言でまとめますと、昼寝三昧。しょっちゅう昼寝したくなるんですよ。朝飯食べて昼寝。昼飯食べて昼寝。夜は早めに食事をして、午後九時には寝ています。深夜〇時くらいまではぐっすりと寝ています。真夜中の一時、二時には眠りが浅くなり、夢を見ているのか、妄想をしているのかわからない状態になります。トロトロと半分覚醒しているような感じですね。このとき、様々な夢が出てくる。それが夢であるのかリアルな瞬間なのかわかりません。夢と妄想が錯綜しているような感覚です。

妄想は空想でも想像でもありません。突発的に何が出てくるか、わからない。過去の話が出たり、自分が知らなかった世界のことであったり、神秘と言えば神秘。夢と熟睡、無意識と意識、それらが錯綜したり重なったりしている。この関係が面白くなってきたので、最近は妄想の間に熟睡して夢の時間を入れないといけないかな、とも思っているくらいです。そこで妄想三昧。

この夢が芭蕉最後の句に出てくる「夢は枯野をかけ廻る」の「夢」に重なるのではないかと発見した気になりました。このごちゃごちゃした夢の感覚が、いわゆる後期高齢体験なのかもしれません。熟睡、夢、妄想。この関係を後期高齢者の特徴といいますか、老病死という問題を考える上で極めて重要な鍵になるのではないかと思うようになった。いろいろな分野から研究していただきたいと思いますし、私自身、自分の「老病死」体験として見つめていこうと思っています。

こうして午前三時頃には起床します。起きるとこの夢や妄想の中から出てくる言葉を頼りに雑文を書いたりします。雑文三昧です。昼寝三昧、妄想三昧、雑文三昧。これが今の私の三昧《さんまい》です。

人生からの全面解放

超高齢者の川柳を見ておりますと、実に言いたい放題、書きたい放題です。いわば人生からの全面的脱出、あるいは解放と言ってもいいでしょう。私も狂歌のようなものを作ってみるよ

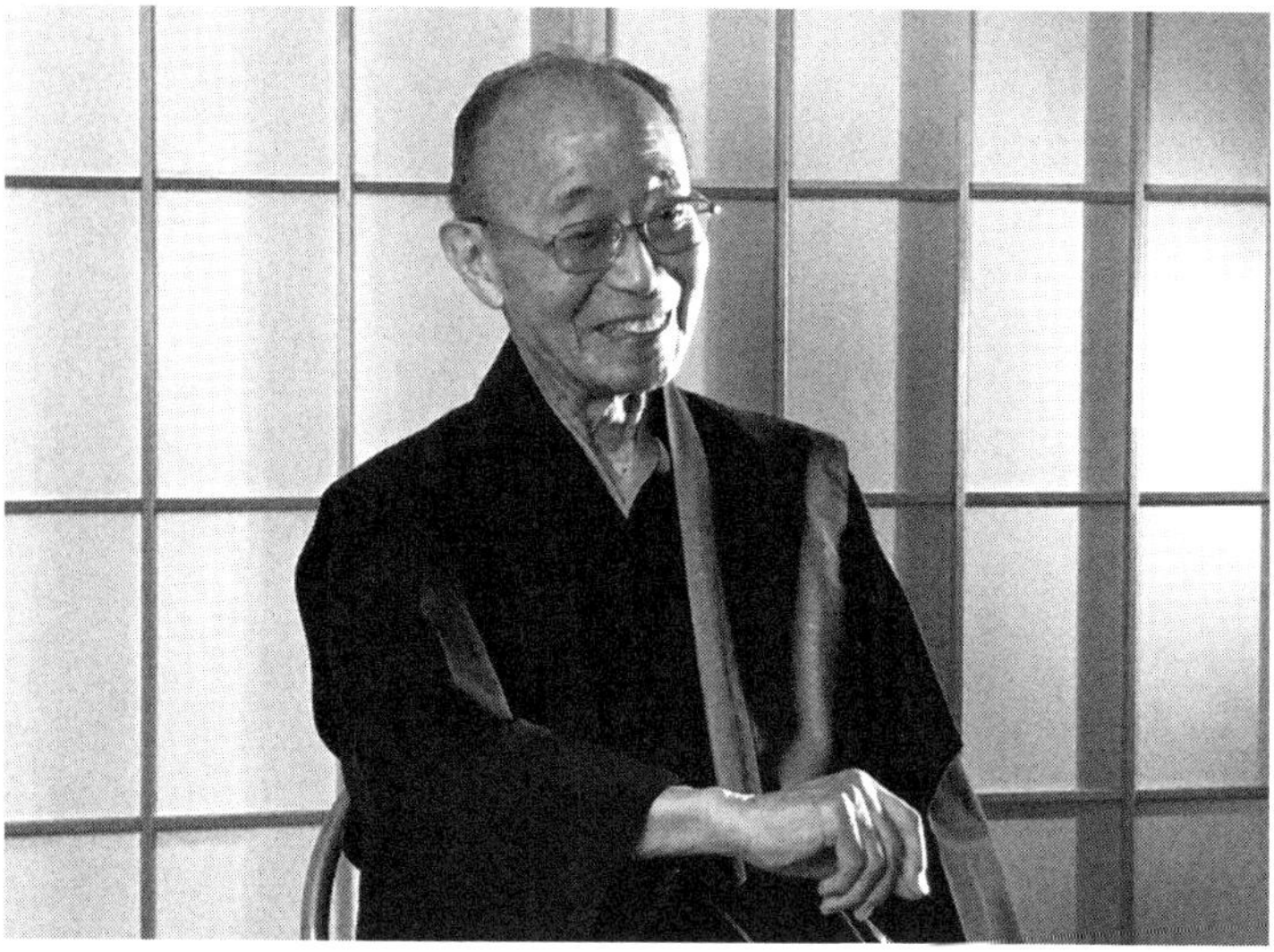
京都市内のホテルで語る山折哲雄（2022年６月）

うになりました。

超高齢　言いたい放題　最後っ屁
超高齢　やりたい放題　あかんべー

超高齢者に短歌は合わないなとも感じています。下の七、七がまどろっこしい。そこで名歌を五・七・五に置き換え、俳句も作り始めました。

西行の〝ねかはくは　花のしたにて　春しなん　そのきさらきの　もちつきのころ〟は、こうです。

我は逝く　桜を仰ぎ　月を見て

解説

1　カテーテルアブレーション治療

頻脈性不整脈に対して行われる治療で、経皮的カテーテル心筋焼灼《しょうしゃく》術とも呼ばれる。異常な電気信号が発生している部位に高周波電流を流すことで異常な電気信号を止め、正常な心臓のリズムに戻すことを目指す。

2　逆流性食道炎

胃酸を含む胃の内容物が食道に逆流することで食道に炎症が生じる病気。

3　五穀断ち　十穀断ち　精進

魚、鳥、獣など動物性の食材、酒、主食となる穀物、ネギやラッキョウなど臭いの強い野菜を避けた食事。調理に使う火も普段の家族で使うものとは別にするなど、細部にわたって慎みが徹底された。

4　西行法師

平安時代末期から鎌倉時代初期にかけての武士、僧侶、歌人。俗名は佐藤義清《さとうのりきよ》。号は西行、僧名は円位。日本史を代表する歌人で和歌は約二三〇〇首が伝わる。

5　**山家集**

西行法師の歌集。成立は平安時代末といわれ、歌数は約一五六〇首、増補本では三〇〇首余が加わる。

6　**カタコンベ**

三～四世紀のローマやその周辺地方の地下墓所。

7　**須弥山説**

須弥山とは古代インドの考え方で世界の中心にそびえる山。仏教では、中央の須弥山と外囲の鉄囲山の間に七つの金の山と八つの海があるとされ、「九山八海」という。

8　**日本霊異記**

現存するわが国最初の仏教説話集。平安初期の八二二年頃薬師寺の僧、景戒《きょうかい》が著した。雄略天皇から嵯峨天皇までの説話一一六条を年代順に記し、善悪の応報を説く。

9　**もがり**

日本の古代に行われていた葬送儀礼。遺体を埋葬するまで長期間、納棺して仮安置し、別れを惜しんだ。最終的に腐敗や白骨化などで、死を確認したとされる。

10　**今昔物語**

平安時代末期に成立したと見られる説話集。全三一巻。各説話のすべてが「今ハ昔」という書き出しで始まっている。

11　方丈記

鎌倉時代、京の郊外に小さな庵を結び隠棲した歌人、鴨長明が、当時の世間を観察し書き記した記録で日本中世文学の代表的な随筆とされる。兼好法師の『徒然草』、清少納言の『枕草子』とならび、「古典日本三大随筆」とされる。

12　大文字の送り火

葵祭、祇園祭、時代祭と共に京都四大行事の一つ。八月一六日に京都府京都市左京区にある如意ヶ嶽（大文字山）などの五山で炎が上がり、死者の霊をあの世へ送り届けるとされる。

13　同行二人

四国八十八箇所霊場を巡礼するお遍路さんが白衣や傘などに書いている文字。たとえ一人でも弘法大師と一緒にいるという意味を表している。

14　六道輪廻

もともとインドにあった世界観で、六つの住む世界を変えながら車輪の回転のように無限に生死を繰り返すこと。

15　**良寛**

江戸時代後期の曹洞宗の僧侶、歌人、漢詩人、書家。

16　**古事記**

現存する日本最古の書物である。和銅五年（七一二年）に太安万侶《おおのやすまろ》が編纂し、元明天皇に献上された。内容は天地の始まりから推古天皇までの神話や伝説、記録、民間伝承など。日本文化の発生や源流を見る上でも重要とされる。

17　**日本書紀**

奈良時代の七二〇年に完成したとされる日本の歴史書・神話。『古事記』とならび伝存する最も古い史書の一つで、天地の始まりから持統天皇まで、正史として原則的に歴代天皇の系譜・事績が記述される。

18　**万葉集**

七世紀後半から八世紀後半にかけて編纂された、現存するわが国最古の歌集。約四五〇〇首の歌が収録される。作者は天皇から農民まで幅広い階層に及び、詠み込まれた土地も東北から九州まで日本各地に及ぶ。

19　**敦盛**

平安時代末の源平合戦を題材とした幸若舞の演目。戦国大名の織田信長が好んで演じたと伝えられる。

20　長谷川和夫

日本の医学者・精神科医。専門は老年精神医学・認知症で認知症医療の第一人者とされる。著書は『ボクはやっと認知症のことがわかった』（KADOKAWA）、『認知症でも心は豊かに生きている』（中央法規出版）など多数。

21　如来の絶対他力

すべてを阿弥陀仏にゆだね、救いはすべて阿弥陀仏の力によるという信心。この働きは阿弥陀仏の慈悲によって自然に発せられるもので「自然法爾」と呼ばれる。

22　和讃

仏・菩薩、祖師・先人の徳、経典・教義などを題材に七五調の形式の句を連ねた讃歌。創作当時流行していた旋律に乗せて朗唱する。

23　松尾芭蕉

江戸時代前期の俳諧師。俳聖として世界的にも知られる。江戸から東北、北陸を経て美濃国の大垣までを巡った旅を記した紀行文『おくのほそ道』は特に有名。

第2章

日本人の死生観について

山折哲雄講演録より抜粋

遠野物語と姥捨て伝承
――柳田國男の場合――

（公益社団法人日本弘道会『弘道』２０１１年）

喪われてしまった世界

今度の遠野再訪で、ぜひとももう一度、この目で確かめてみたいと思う場所があった。『遠野物語』（柳田國男著）に登場する「蓮台野」と「ダンノハナ」の現場である。ＪＲ遠野駅のあるあたりから車で三〇分ほど走った山間の旧土淵村（現遠野市土淵町）に、それはあった。森と高原に囲まれるように、戸数の少ない集落が散在していた。

柳田の記録によると、昔は六〇歳を超える老人はすべて蓮台野に追いやられる風習だったという。とはいっても、老人はいたずらに死んでしまうわけではないので、日中は里に下りて農作をし、口を糊《のり》した。そのためこのあたりでは、朝に野づらに出るのをハカダチ（墓発ち）といい、夕方野づらから帰ることをハカアガリ（墓上がり）という。ハカではあるけれども、単なるハカではない。そこから働きに出たり（ハカダチ）、農作が終われば再び戻っていく（ハカアガリ）、自分たちのねぐらでもある。緩慢な流れの中で自然な死を迎え入れるための老人共同体、と呼んでもいいのではないだろうか。

それに対してダンノハナの方は、死んでいく老人たちを葬るための共同墓地をいう。それは「壇の塙」のことなのだろうと柳田は注記しているが、丘の上に段上に築いた塚のことで、それが山腹をけずって幾層にもなっている。

このダンノハナの一角に立つと、先の高台にある蓮台野が指呼の間に見えるが、ちょうどその谷間に沈むようにわずかな戸数の集落が、地に伏すように屋根を寄せ合っている。

日常生活を送る村を、蓮台野とダンノハナがまるで両脇から抱え込むような形で見下ろしているのである。平地に降り立ち、少し離れた場所からその光景を一望のもとに収めたとき、生活共同体と老人共同体と共同墓地の三者がまるで有機的な繋がりの中で呼吸しているように思われたのである。

今日では、もはや喪われてしまった世界である。人は老い、やがて死を迎え入れて、ご先祖さまになって自然に還る、という有機的な繋がりのことだ。

宮沢賢治
――あの世とこの世を結ぶ風――

『日本の宗教性』――幾太郎・大拙・賢治――

（点から線へ vol.65〈平成25年鈴木大拙館連携事業―講演会2013年3.30〉）

風のある風景

私は東京大空襲が行われる直前、昭和一八年に東京から岩手県の花巻に疎開いたしました。その花巻で小学校六年と旧制中学、新制高校と過ごすことになります。その頃から私は実家の浄土真宗の西本願寺派の末寺におりましたが、そのすぐ近くに宮沢賢治さんの生居がございました。宮沢賢治の二番目の妹さんのおシゲさんという方が、近くの洋品店のおかみさんになっていらっしゃいました。私は、朝晩そのシゲおばさんを拝見し、お声を聞いておりました。その家の子供たちとも遊び仲間でしたし、おばさんを通して賢治の世界を窺い知るようになりました。お顔がよく似ておられましたし、態度、品格のようなものも賢治そっくりでしたので、シゲおばさんと親しくさせていただくうちに、生身の賢治に近づいていったような気がいたします。

こうした関わりもあり、中学生の頃から賢治の作品と人柄に惹かれて、今日までずっと勉強してきたのでありますが、あるとき、賢治の作品を読んでいていくつかの不思議なことに気が付きました。その一つは彼の作品は何を読んでも必ず風が吹いているということです。いろんな風が吹いていています。『春と修羅』などの詩を見ても、一ページ目から風が吹き始めます。喜怒哀楽の風、修羅の風、形而上学の風、宇宙の彼方から吹いてくる風、嫉妬の風、愛の風、憎しみの風等々……。賢治はなぜ、こんなに様々な風を吹かせるのだろうか、と思いました。

彼の代表的な童話が、やはり「風」をキーワードにしているということにも気が付きました。『風の又三郎』という作品があります。これは風が吹いて物語が始まり、風が吹いて物語が終わります。九月の台風のシーンに、ある田舎の小学校へ、高田三郎という転校生がやってくる。都会風の雰囲気をたたえた少年です。土地の少年たちと何週間か生活をした後、また強烈な風が吹いた日がありまして、少年はその日に風とともにずっといなくなってしまう。「あいつは、いったい何者だ」「ああ、あれは風の又三郎だよ」と土地の子供たちが叫ぶ。これで物語が終わるのです。

私が旧制中学二年、ちょうど敗戦の年のことでした。あの頃は学校にプールがありませんから、夏になると北上川へ行って水浴びをするのですが、私はそこで大量の水を飲んで溺れたことがあります。二人の大人に助けられ、水を吐いて蘇生しました。水を吐いたそのときに、頭の上の方から風が吹く音が鳴っておりました。宮沢賢治の作品を読んでおりましたから、「風の又三郎に助けられたか」と思ったことを憶えております。不思議なことに翌日、私は水泳をマスターしておりました。そんなこともあって、「やはり人間は一度危険な思いをしなければ、ものは覚えないよ」と、子供たちに言ったりもするのですが、しかし、そのまま逝ってしまうかもしれませんから、これは何とも難しいところであります。

それから、『注文の多い料理店』という童話があります。二人の紳士がイノシシかウサギでも獲ろうと、猟銃を担いで山を登っていく。山の中で、二人はお腹が減ってくる。注意していないと読み落としてしまうのですが、賢治はそこに一行、風が吹いてきた、と書いています。するとも間もなく、二人の眼前にモダンな料理店が現れる。二人は、飯を食おうじゃないか、ということで、入っていく。帽子と外套と靴を脱ぐ。扉を押して中に入る。ネクタイピン、カフスボタン、眼鏡などをとれという。言われた通りにして、また扉を押して入って次の部屋へと入っていく。今度は身体にクリームを塗れとか、お酢のようなものを振り掛けるようにという指示がある。このあたりで二人は、ものを食うために入ってきたのに、もしかしたら食われてしまうのかもしれない、とハッと思うわけです。

ここは宮沢賢治のすごいところです。食う者は必ず食われるという思想です。生き物を食う者はそれを覚悟せよ、というのです。賢治の思想のベースにある考え方だと思います。それを童話仕立てで柔らかくソフトに表現しようとしているのがよくわかります。いよいよ食われるかもしれないという恐怖感に襲われる。二人は次の部屋のその鍵穴の向こうからじーっとこちらを見ている者の気配を感じる。連れて行った猟犬が吠え出す。そのとき、パッとその料理店が消えるのです。見ると目の前に枯れ木が立っていて、それに先ほど脱いだ洋服、靴下、ネクタイがぶら下がっている。幻想が壊れる瞬間でありますが、そのとき、風が吹く。やはり、風が吹いて物語が始まり、風が吹いて物語が終わるのです。

『銀河鉄道の夜』もそうですね。ジョバンニという少年が、病気の母親に薬とミルクを与えて、ケンタウルのお祭りの日に一人で山に登っていく。一人で祭りを楽しむために山へ行く。街に下りて行かないのは、いじめられっ子だからです。丘の上に登って草原の上に仰向けに寝転がります。夜ですから、天上に満天の星が見える。そこでも一行、風が吹くと書いています。その瞬間に天上の彼方から列車の音が聞こえてくる。「ゴトン、ゴトンゴトン、ゴトン」。気が付くと自分はカムパネルラと一緒になって、銀河鉄道に乗って銀河の旅をしている、というふうに物語が展開していく。最後ブラックホールのようなものが見えてきて、その親友カムパネルラがすっとその中に飲み込まれてしまう。ジョバンニはまた元の丘に戻されるのですけれど、そのときに風が吹いてきます。『銀河鉄道の夜』も、風が吹いて物語が始まり、風が吹いて物語が終わるのです。

魂呼《たまよ》ばいの旅

いったい、賢治にとって「風」とは何なのか。私には長い間、それが解きがたい謎でした。あるとき、最愛の妹・とし子が死んだときの賢治の行動を追っていて、ハッと思ったことがありました。妹のとし子は東京の日本女子大学の国文科を出て、花巻に帰って来て女学校の先生をしています。そのとき、賢治は同じ花巻の農学校の教師でした。賢治が二六歳、妹が二つ下の二四歳です。妹のとし子は結核にかかって死んでしまうのですが、それを最期の最期まで看取ったのが兄の賢治です。

あの時代、賢治の人となりとその作品を理解していたのは、ほとんどこの妹・とし子だけだったのではないかと、私は密かに想像しているのであります。実は私の母親はその頃の賢治のことを知っているのです。冬になると、賢治は黒いマントを羽織って街頭に出て、「南無妙法蓮華経」を唱えながら寒中修行をしていたというのです。不気味ですよね。黒いマントを羽織って「南無妙法蓮華経……」と唱えられてご覧なさい。それでなくとも、日本人は日蓮嫌いが多いのに黒いマントを羽織って、それをやるわけですから、私は母から聞いてショックだったのですが、当時、土地の人の多くは賢治のそういう姿を見て、「気ちがい賢治さん」と言っていたそうです。

このような状況ですから、賢治を内面的に理解していたのは、その妹のとし子だったと思います。ですから、とし子の亡くなったときの賢治の絶望の深さは、私は非常なものだったと思います。それで、その晩、その悲しい絶望の中で詩を書く。一一月下旬の霙《みぞれ》の降る非常に寒い晩でした。『永訣の朝』と『松の針』。一晩で彼はこれらの絶唱ともいうべき作品を書くわけであります。『永訣の朝』は永遠の別れという意味ですが、これは「けふのうちにとほくへいってしまふわたくしのいもうとよ　みぞれがふっておもてはへんにあかるいのだ」と始まる詩です。

賢治は、翌年の八月に一人で北海道と樺太への旅に出ています。その旅の中で作った詩は後に『オホーツク挽歌』という詩集になってまとめられます。そのことは以前から知っていたのですが、あるとき、その詩集を読んでおりますと、そのときの旅は妹のとし子の魂を追って出た追悼の旅であるということが、わかりました。魂呼ばいの旅といってもよいかもしれません。

東北・下北半島の恐山では、今日なお「仏降ろし」ということをやっております。その年に亡くなった人の魂が下北半島にやってきて、恐山に登ってくる。登ってきた死者の魂を近隣近在のイタコさんたちに頼んで降ろしてもらう。そういう民俗行事です。東北から北海道にかけてはそういう行事が行われていました。

彼がその旅の中で、汽車の窓から外を見ていると、大荒れに荒れているオホーツク海の彼方から雲がもくもくと湧き上がってくる。じっと、その自然の動きを見つめる、するとそのとき、強い風が吹き、その中にすっと妹・とし子のイメージが立つ、と書いています。自然の中にとし子の面影を求めていた賢治の必死の思いが伝わってきます。この詩集の中にはそういう場面が繰り返し出てくるのです。私は、この旅は一周忌を迎えた妹のとし子の魂呼ばいの旅であったと、そのとき思いました。だからこそ、詩集を『オホーツク挽歌』と名付けたわけです。

賢治はオホーツク海を旅している。そこでとし子と出会い、その体験に基づいた詩をまとめて『オホーツク挽歌』とした。私はそう考えたとき、賢治にとっての「風」とはいったい何だったのか、ということを思い起こしました。死者の世界からこの世に届けられるメッセージを運ぶもの。それが「風」だったのではないか、と。

それは宇宙の彼方からこの地上にメッセージを届けてくれるものであり、この世とあの世を行ったり来たりしてコミュニケートしてくれる、そういう重要な自然現象が「風」なのだと気づいたのでした。そのことはとし子との別れの体験のはるか以前から、賢治の詩人としての魂の中に宿っていた独特の感覚だったかもしれない。そう思うようになったのです。

三大障害と翁《おきな》の思想について考える

（「support」２００７．５ no.６０４公益財団法人日本知的障害者福祉協会）

老人が尊重される世界

気が付いてみると、我々の社会は高齢化という大波の中に突入している。人生五〇年の時代から、あっという間に人生八〇年、人生九〇年の時代になっている。

この高齢化社会の特徴は何であろうか。

老と病と死がゆっくりとやってくる時代ということだ。老と病と死がゆっくりとやってくるとすれば、それをじっと凝視《みつ》めて、待ち受けるほかない。老と病と死がゆっくりとやってくる時間の中に身を任せて生きていくほかはない。その老から病へ、病から死への道を誰もまぬがれることはできない。それではこの老から病へ、病から死への時間とは、我々一人ひとりの身の上にとってどういう時間なのであろうか。

それは端的に言って、身体的な障害が現れ、それにつれて知的な能力が退化し、時には精神的な障害などが襲ってくる時間の流れなのではないだろうか。そしてそのような状況に近づいていく運命を、誰もまぬがれることはできない。若い者もいずれそのような老・病・死の峠を越えていかなければならない。ある意味では、高齢化社会というのは、国民皆障害者社会、といえないこともないのである。

もう二〇年ほど前のことである。ある学会で「老人」をテーマにしたシンポジウムが企画され、それに招かれたことがある。初めて参加した学会であったが、行ってみて驚いた。そこでは心理学者や社会学者、精神医学者や哲学者など、様々な分野の研究者がそれぞれの立場からいわゆる「老人」問題を論じていた。

私が驚いたのは、そこで議論されている「老人」がほとんど例外なく被害者としての老人、社会から疎外されている老人、したがって福祉の対象としての老人問題ばかりであったということだ。つまり救済対策としての老人が集中的に取り上げられていたのであって、人生の主人公としての「老人」をテーマとして取り上げる報告は一つもなかったのである。人生の弱者、人生の敗者という側面からだけ老人問題が議論されていたのだった。

しかし、そうしたまなざしの彼方からは決して生きた老人の姿は現れてはこないだろう。老人＝障害者に対する福祉、という観念の犠牲になった、干からびた老人像が浮かび上がってくるだけである。

しかし、ここで歴史を振り返ってみよう。そうすると、我々の社会にはかねて、老人の存在を尊重する「翁」の思想というものが脈々と受け継がれてきたということに気づかされる。

そして、そのことと関連して重要なのが、その「翁」がしばしば「神」の化身として畏れられ、敬われてきたということだ。伝承によると、八幡神も稲荷大明神も、熊野権現も、この世に姿を現すときは「老人」の姿になっている。また、平安時代の古い神像を見ると、これがまたみんな老人の表情をしている。それが中世における「翁」賛美の能楽へと繋がった。そういう伝統が日本にはあったのである。

ブッダ・フェイスとオキナ・フェイス

話は変わるが、元総理の田中角栄さんがロッキード事件で逮捕され、その後、脳梗塞で入院されたことがあった。しばらくして回復され、近況を報じる写真が新聞に載ったときのことである。ある新聞に、その写真を見た脳神経外科医が「これはブッダ・フェイス（仏陀の顔）ではないか」とコメントされていた。調べてみると、この「ブッダ・フェイス」とは西欧の医学で「身体を病んだため、生き生きとした表情を失って、一見穏やかそうに見える表情になった顔」のことをいうらしい。要するにブッダ・フェイスとは病んだ者の顔、という見立てであった。

そういうことがわかって、私はショックを受けた。なぜなら仏の顔というのは、そもそもお釈迦様が悟ったときの表情を表したものだと、それまで思ってきたからだ。たしかに仏の顔は、どれを見ても穏やかな、若々しい表情をしている。ところが西欧人の間では、病気によって一時的に平静になった顔を表すのに比喩的に用いられている。それが、私には気持ちの上でとても納得できなかったのである。

その後、こんなことがあった。親しい友人が三人、がんを病んであっという間にこの世を去った。三人とも生前はとてもエネルギッシュに活躍していたのだが、入院してからは、みるみる衰えていった。あるとき、見舞いに行って、驚いた。三人が三人ともそうだったのだが、顔が非常に穏やかになって、何となく「翁」の表情になっているのだ。つまり、とてもよい「オキナ・フェイス」になっている。エネルギッシュだった頃の面影が消えて、老人の輝きがにじみ出ているような気がしたのである。

彼らは五〇代になってがんを病み、死の恐怖と戦いながら、一挙に精神的に成熟していったのではないか、とそのとき私は思った。精神的な葛藤が「オキナ・フェイス」を最期になって生み出したのではないか。そのように考えたとき、私はあの田中角栄さんの「ブッダ・フェイス」も、病を病んで獲得された、一つの成熟した表情なのではないか、と反省したのである。

病というものには「創造的病」というのがあって、病気によって一挙に人間の精神が成熟することがある。以来、「仏」と「翁」というテーマが頭の中をいつもくるくる回るようになってしまった。今、ブッダの顔もオキナの顔も成熟した人間の表情を象徴するだろうと言ったが、実は仏像の顔をよく見てみると、ほとんどが若々しい表情をしていることに気づく。それに対して神像の方は、その多くが年老いた人間の顔をしている。多少の例外がないわけではないが、大局的に見ると「仏は若く、神は老いたり」ということが言えそうである。

いったい、どうして、そういうことになったのであろうか。

いろいろ理由が考えられるが、中でも重要なのは、その背後に伝統的な信仰の問題が横たわっているのではないかということである。まず、「仏」の方だが、大乗経典の中にご承知の『法華経』がある。その『法華経』の中心的な思想の一つに「永遠の釈迦」というのがある。悟りを開いた釈迦は永遠の存在だという。歴史上の釈迦を理想化していったもので、釈迦の神格化と言ってもよいだろう。同じように、代表的な浄土経典『大無量寿経』では、衆生《しゅじょう》を救済する阿弥陀如来のことを「無量寿仏」だと言っている。これは、阿弥陀如来という仏は、無限の寿命、生命を持っていることを指し、阿弥陀の永遠性を表そうとしている。

『法華経』の場合でも『大無量寿経』の場合でも、ともに「仏」の永遠性を主張しているわけだが、そういう「仏」の永遠性を具体的な姿、形で表そうとするとき、インド人はまず青年の肉体を思い出した。青年の若々しい肉体を理想化することで、「仏」の永遠性を表現しようとした――、私はそう考えたいのである。

神と老人の関係

では、「神」の方はどうなるのだろうか。なぜ古代人たちは「神」を表すとき、老人の姿に似せようとしたのであろうか。これは難しい問題であるが、私は次のようなことを考えている。古くからの日本人は死んだ後、その霊魂が山に登ると信じてきた。日本列島はたくさんの山や森に恵まれているせいか、死者の霊魂は山に登るという信仰が自然に生じたのだろう。

ところが、山に登った死者の霊魂はやがて時を経て清められ、先祖の霊になると信じられるようになった。そしてその先祖の霊がさらに歳月を経て「カミ」となると想像された。要するに、死者は先祖を経て最終的に神になるというわけである。

もう一つ大事なことは、山に登って神になった霊魂が、今度は一年のうち特定の日時に里に下りてきて、村人を祝福するということだった。正月とかお盆にご先祖様が里に下りてくる。村人はそれを丁重に迎えてお祀りし、そしてお帰り願う。こうして、生きている我々の世界とあの世の人々が、循環しつつ、交流するという人生観が生み出された。神の存在というのは、そういう意味において、日本人にはとても懐かしい、近いものだったのである。

もしもそうであるとするならば、我々の人生の中でその「神――カミ」の世界に最も近いところにあるのが「老人」の人生段階ということになるであろう。「老人」こそは、死んでのち「神」の地位にのぼるための、最短距離にいる人々であるというわけである。

私は古代の日本人が、「神――カミ」を具体的に表現しようとするとき、まず「老人」の姿を思い描いたのではないかと思っている。理由は、今述べてきた古くからの日本人の信仰にあったのではないか。わが国における老人尊重の観念も、このようなところから発生したのではないだろうか。

「翁」という言葉が生み出され、それが理想的な老人の世界と考えられるようになったのもおそらくそのためである。例えば中世になって世阿弥が能楽を大成し、「翁」を最も重要な神曲であると称したのも、このような伝統があったからこそだと思うのである。今や「翁」の思想は、多くの人々によって必ずしも継承されていない。いや、それはすでに死滅してしまっている言葉であるかもしれない。けれども、これから我々の社会は重大な高齢化時代を迎えて、様々な老人問題に直面するに違いない。そのようなとき、以上のように見てきた「翁」についての伝統的な思想が問題解決のための重要な鍵になるのではないか、と私は思っている。なぜなら老人こそは、身体的障害、知的障害、精神的障害という三重苦にさらされる可能性の、最も高い存在であると思われているからである。

老いて蘇る

（点から線へ vol.54 西田幾太郎記念哲学館講演録〈2007年12月〉）

神仏習合の世界へ

四〇年も昔（一九六〇年代）からのことなのですが、私は日本の宗教史の研究をしておりまして、神仏習合という問題に深い関心を持つようになりました。様々な神仏習合の物語というものが記紀神話、『万葉集』、『風土記』、それから平安以降の様々な歴史的な文書、物語の中にたくさん出てくるのですね。その神の世界と仏の世界を両立させる、そういう日本人のメンタリティというのは、最近でこそ宗教対話、宗教融和という側面から、神仏共存という形で高く評価する動きが出ておりますけれども、今から四〇年前にはそういうことを考えている人はあまり多くなかった。私は、寂しい孤独の中で神仏習合を研究していました。

一般的には、やはりキリスト教、ユダヤ教的な一神教こそが真の宗教的なあり方であって、それに比べて、日本人の信仰なんていうのは、無原則だと思われていた。神を信仰しているのか、仏を信仰しているのか、どちらが本当なんだ、というわけです。初詣は神社で、結婚式は教会、葬式のときにはお寺なんて節操がないという。何というかステレオタイプ化した自己批判の言葉を本当に苦々しい思いで、ずうっと聞き続けていました。現代ではそういう考え方自体が、ひっくり返りましたよね。

そういうことを考え、神仏習合の様々なドラマ、物語というものを追いかけているときに、ある神の像、神像にぶつかったんです。京都にあります松尾大社という神社に、神様の木彫像が何体か今日まで伝えられておりまして、その中のある一体の男神像に私は惹きつけられたのです。

松尾大社の男神像

京都においでになった方はわかりますが、京都には四条通というメインストリートが東西に走っております。その四条通をすうっと西の方に参りますと、桂川にぶつかりまして、その桂川を渡ったところに松尾大社があります。一方、四条通の反対側の東の方のどん詰まりが八坂神社です。京都という宗教都市の中軸線が四条通にあって、八坂と松尾というのは、そういう点では日本人の信仰の中軸線であるとも言える重要な神社であります。一度ぜひともおいでになっていただきたい。

松尾大社の鳥居をくぐりますと、ピラミッド型に酒樽が積んでありますよ。日本中の銘酒の酒樽です。松尾大社は、いつの間にかお酒の神様になってしまいましたが、本来は平安時代にあの都の人々の心胆を寒からしめた猛霊、祟り神を祀っていました。その祟り神を象徴する具体化した神様の像が、だいたい平安時代の初期の作と言われます。これは、今日、日本に残されている神様の像のうちで一番古いものであります。

その男神像を見ますと、これが面白いのですね。表情が老人の姿をしている。横皺が深く入っている。頬がこけている。白髯《しらひげ》を蓄えています。中国の官人風の帽子をかぶっています。笏《しゃく》を持っている。上半身は明らかに中国の官人風の姿だ。そして、顔が老人ですよ。神様の表情がなぜ老人の姿なのか、そのときはわからなかった。腰から下を見ますと、これは結跏趺坐《けっかふざ》をしているのです。阿弥陀如来とか釈迦如来とか大日如来が坐っている坐り方が、結跏趺坐です。右側の足の先を反対側のももの上に乗せて、反対側の足の先を右のももの上に乗せて組むという、独特の坐り方ですね。これはインド伝来の坐り方でありまして、その先蹤《せんしょう》は、まずヨーガの伝統の中にある。ヨーガの伝統の中に様々な坐り方、坐法というものがありまして、その中から仏教の伝統は、結跏趺坐を最も正統的な坐り方であると選んだのですね。以後、坐像の場合、仏像はだいたい結跏趺坐で坐る。仏さんの坐り方をして、顔は老人の俗人、官人風の姿をしている。いったいこれは何だ、と思ったのですね。

そして、これこそまさに神仏習合の像だということがだんだんとわかってまいりました。日本の神話、『風土記』というものを見ておりますと、神様が姿を現すときは、だいたい老人の姿をしてこの世に姿を現します。あれは不思議ですよ。

死なない神と死ぬ神

天孫降臨神話というのがあります。ニニギノミコトがおばあさんの天照大神に、「地上に下って、地上を支配せよ」と命ぜられて、日向の高千穂の峰に天下りをいたします。天下って来て、ニニギノミコトが最初に出会った人が、国津神《くにつかみ》を名乗るシオツチノオジという老人なのです。神話にちゃんとそう書いてあります。この老人の道案内で、海のこと、山のこと、地上のこと一切を教えられるわけです。教えられて地上の支配が始まる。

ニニギノミコト、ヒコホホデミノミコト、ウガヤフキアエズノミコト、天孫三代ですね。その天孫三代は、地上を支配する王として地上に葬られている。ニニギノミコト以降の三代は、すべて地上でお墓に葬られている死んだ神なのですよ。三代目のウガヤフキアエズノミコトの子供が神武天皇です。神武天皇は奈良の橿原の森に葬られる。ところが、天上の神様というのは、地上に葬られるような、そういう死ぬ神様ではないわけですね。みんなこの世から姿をお隠しになる。お隠れになったとしか神話には出てこない。

今でこそ、お隠れになるということは、死去するという意味で我々は使っておりますけれども、記紀神話のレベルでお隠れになるというのは、陵に葬られることとは別のことなのです。つまり、天上の神、天照大神という神は、死ぬことがない神なのです。地上に下った神から死に始める。

日本の神がキリスト教やユダヤ教の神と違うところは、仕事をして、歳をとって死ぬということです。そして祀られる。祀られて、神になる。これが大部分の日本神話に現れてくる神々のあり方なのです。身を隠す神と、死んで葬られる神と二種類ある。この二種類を持っているというのが、日本神話の豊かさなのです。神の永遠性を示すのが天津神《あまつかみ》で、死なななければならない宿命を人間と同じように背負う神々が死んで葬られる神であるわけです。それはいいのですが、天津神が地上に下って、それを迎えた国津神の先祖が老人の姿をしていた、このことにご注意いただきたい。

神々の姿は老人だった

『風土記』の時代になりますと、各国の生産物を王朝政権に報告せよという命令が出て、それで各地の産物の調査をして、その調べ上げたものの目録を提出したわけであります。各地の地上の産物の状況を調べるだけでなくて、どういうところでどういう神々を祀っているかという宗教行事的なデータも余さず調べ上げて、当時の王朝政権に提出しているわけです。

その調査の結果を見ますと、神々は老人の姿をしており、尊敬される賢者の役割を果たしていたということがよくわかるのです。老人を尊重する信仰というのが、非常に古くからあったわけです。

もちろんヨーロッパにおいても、老賢者の思想というのがあります。あるいは、中国においても不老長寿という形で、仙人の存在ということは尊敬の対象になっております。けれども、そういう神のあり方で、日本の神の特殊性というものは、先ほど申しました、一度死んで葬られるという特徴、それが非常に大事だろうと私は思っているわけであります。

そういう観点から、ずっと平安時代以降の「八幡神縁起」とか「稲荷神縁起」なんていうのを見ていますと、お稲荷の神とか八幡の神というのは、最初は姿を見せないのですよね。日本の神々は、本来姿を見せないのです。森の陰に隠れていたり、山の奥に鎮座ましましてという、そういう神でありますが、たまたまそこに神主やシャーマンのような人が来て、「神よ、この地上に姿を現したまえ」というようなお祈りをすると、パッと現れてくる。それは、化身としての神様ですよね。そのとき、例外なく老人の姿をしてこの世に現れる。縁起書にもそう書いてある。八幡神の場合でも、お稲荷さんの場合でもそうですね。そういう伝承がずうっと続いていた。その伝承の中で、先ほど申しました奈良時代から平安時代にかけて、神様の像も作ろうではないかという動きが出てくる。

本来、日本の神様というのは、姿を見せない、姿形がないものだと言われているわけでありますが、そこに仏教が入ってまいります。仏教というのは、釈迦如来像や菩薩像などの様々な豪華絢爛の像をもたらすわけです。立派な堂塔《どうとう》伽藍《がらん》を作る。それに対して危機意識を持ったのが土着の神道であって、神道側もやはり神像を作り、社殿を作って仏教に対抗しなければならない。そこから社殿を作り、神像を作ったりする運動が出てくる。これが大きな流れになるのは平安以降です。本来は神体山《しんたいさん》信仰というのがありますように、山そのものが神だったわけです。それが仏教の影響によって神像を作るようになって、伽藍のような社殿を作るようになってしまった。ここが神仏習合、神仏共存の始まりであります。

では、先ほど申しましたように、その神像をどう作ったらいいのか、老人尊重の信仰の伝承がありますから、その表情は老人の姿でした。皺が刻まれ、白髯を蓄えた老人像は、その松尾の神像のモデルとされたわけであります。しかし、それを方向づけたのは仏教の仏像でありますから、仏像の坐り方、坐法はそのまま残した。面白いですよ、この松尾の神像というのは。仏像の伝統と、神道の伝統を合体させているわけです。

このあたり、日本人の知恵というのはなかなか奥深いのです。外からやってくる思想をたくみに換骨奪胎して受け入れていく。中国文明に対する対し方も、ヨーロッパ文明に対する対し方も、みんなそうですね。全部を受け入れてしまって、我々の魂を失うということはなかった。和魂漢才、和魂洋才という言葉が出てくる所以《ゆえん》であります。日本民族というのは、なかなかしたたかなのです。今、グローバリゼーションだなんて言って、何事もそれに背丈を合わせようという人間がちょっと多くなりすぎているような感じがいたします。やはり、奈良時代以降の和魂漢才、和魂洋才のあの方法論をもう一回思い出さなければいけないところにきているという気が私にはするわけであります。

仏は若く、神は老いたり

それにしても、なぜ神は老人でなければならないのか、こういう問題があります。なぜそういう疑問を私は持つかというと、仏像の顔を想像してみてください。代表的な仏像は、みんな若々しい表情をしています。阿弥陀如来であろうが、大日如来であろうが、青年の表情ですよ。ギリシア、ローマの伝統に即して言えば、あれはダビデの顔だ。仏像の中には、もちろん中年ぐらいに達したような表情もないわけではありませんが、肉体は若々しいですよね。菩薩もお地蔵さんも観音さんもみんなそうです。自然にこういうセリフが頭に浮かんでまいりました。「仏は若く、神は老いたり」。そう思いませんか。「仏は若く、神は老いたり」。日本人の深層意識において、仏さんの世界というのは、若々しい世界なのですよ。神さんの世界というのは、なんとなしに、歳をとった世界だ。それはなぜかという問題ですね。

一つは、大陸から伝えられた仏教がもたらしたいろんな仏像に表現されている表情がいかにも若々しいので、それに対して、神道は差別化を図らなければならなかった。仏教に飲み込まれないためにも、神像の表情というのは非常に大事で、誰にもパッと目につくわけです。これはやはり神道固有のものにしなければならない。そういう差別化の果てに伝承に基づいて老人の表情と合わせるようにした。これが一つの解釈です。

しかし、どうもそう解釈しただけでは落ち着かない。そんな簡単な理由だけで、民族の信仰の中身を説明しきることはとてもできるものではないとだんだん思うようになってきた。そこでたどり着いたのが、先ほど申しました、日本の神は死ぬ神だということです。死んで葬られる神です。

『万葉集』を読みますと、たくさんの死者を悼《いた》む挽歌という歌が出てまいります。それを思い出してください。挽歌というのは、天皇の挽歌もあれば、宮廷詩人の挽歌もある。貴族の、あるいは一般庶民の、様々な階層の人々の死者を悼む歌が『万葉集』にはたくさん出ています。その挽歌を読んでいますと、共通する問題が出てくる。人が死んだ後、魂が遺体から離れて、山の上に登っていく。時を経て、山の神になる。こういう内容の歌が、ほぼ例外なく歌われている。

古代万葉人にとっては、人間の運命というのは、その魂に集中している。後に残された遺体に対しては、ほとんど関心らしい関心を示していない。万葉時代の死者儀礼というのは、遺体はほったらかしです。だから、もし古代万葉人が現代に生き返ってきたら、脳死臓器移植の現状を見て、どうぞ私の身体をお使いくださいと言うかもしれない。

大事なのは魂であって、遺体なんかにぜんぜん価値を置いていないわけですからね。実際、そうなるかどうかは検証のしようがありませんけれども、私はそう想像しております。現代の人間は魂の存在を信じておりませんから、だから遺体にこだわるのですよ。脳死臓器移植になかなか賛成できない、中途半端な態度しかとれない。このくらい、万葉人の魂の信仰というものと、それがひっくり返った後の重層的な日本の歴史的路線は変わる。この問題は、深入りするとまた迷路に入りますから、この辺でやめておきます。

とにかく、神様は一度死ななければならないという信仰は、この『万葉集』の挽歌の中にも共有されていた考えなのですね。人は死んで、その魂は神となる。神＝魂、この等式ですよ。これは、古代万葉時代からずうっと続いている。とすると、それを現実の我々の生活の場面に置き換えて考え直してみますと、人間の人生の中で一番神に近いライフステージはどこかというと、老人なのですね。老人こそが、死んですぐに神の地位に就く最短距離にいる人です。

私も老人のうちの一人だと思っているのですが、なかなか神に近づいたという意識はありません。だけど、もう少し歳をとっていきますとそういう心境になるかもしれない。そういう感覚は持っています。そうすると、神に最も近い人間的存在が老人であるとすると、神を具現化するときに、その至近距離にある、老人の姿を神の似姿にするというのは、自然に出てくる考え方ではないでしょうか。

これをさらに推し進めれば、老人こそ神だと言ってしまってもいい。これが、わが国における翁の信仰のエッセンスですよ。すごいのですよ、日本人というのは。こういう老人崇拝、老人尊重の思想を生み出した民族、文化というのは、世界のどこにもありませんよ。これは誇ってよい。その誇るべき伝統を忘れ去っているのが、現代日本人です。

それに対して、仏教、仏が若々しい表情をしているのはなぜかという問題が出てくるわけであります。これは例えば『法華経』というのが大乗仏典にあります。そこに仏は永遠だというメッセージが繰り返し出てくる。

仏が永遠であるということは、仏は死なないということなのですよね。『大無量寿経』という、阿弥陀信仰、浄土信仰の中心的な経典で、阿弥陀如来のことを何と言っているかというと、アミターバ、アミターユスと言います。

アミターバというのは「無限の光」という意味です。アミターユスというのは「無限の寿命」という意味です。寿命が無限だというのは、阿弥陀如来の名前に込められた重要な意味なのですね。阿弥陀如来も死ぬことのない仏です。仏の永遠性というものを、名前そのものが象徴的に表している。『法華経』と『大無量寿経』に見られる、そういう阿弥陀信仰というものがあります。非常に大きな影響をその後の日本人に与えた。

仏教が日本人に与えた影響というのは、いろんな形のものがあるわけですが、経典でいうと、やはりその二つの経典は非常に重要でした。その二つの経典の主題が、仏は永遠だという考え方です。永遠なる仏を具象化する場合に、どういう表情が一番似つかわしいかというと、それが若々しい表情です。仏の顔というのは、死がはるか遠くに飛び去った後の表情です。死を身近に引き寄せるか、死を遠くに追いやるか、この根本的な人生観というものを二つながらに抱え込んだ宗教が、神仏習合の考え方なのです。

すごいではありませんか、日本人の信仰というのは。こういう考え、こういう宗教、こういう信仰は、世界各地で見られる宗教対立、宗教紛争に対する強いメッセージを持たないはずがないのです。もちろん、ユダヤ、キリスト教の文明の人々に、この考え方を受け入れてもらえるかどうかは、これは至難の業だと私は思います。

至難の業だと思いますけれども、東洋には、日本にはこういう信仰があるのだということを、少なくとも自己主張する必要がある。外交の場においても政治折衝の場においても、主張する必要があるのですが、わが国を代表する政治家には、そういう意識がかけらもない。外交官にも、経済人にもそれはない。これが日本の悲劇的な状況です。

老人軽視、老人無視の思想

さらにそこを探って、なぜそうなったかということを考えると、やはり教育です。明治以降の日本の教育がそういう教育をしてしまった。現に、日本の教育は老いを考えるということすら正面から取り上げていませんよね。つまり、死の問題を正面から教育の問題としないできたわけです。この数十年、今の文部科学省が、教育の現場に対して何と言ってきたか。それは生きる力です。生きる力一本槍できたわけです。

生きる力を子供たちに教えるのは非常に重要だと思いますけど、しかし、それは、人間の一面を表現しているに過ぎない。人間とは死ぬべき存在なのですから。だから死をどのように受け入れるか、死の覚悟・心構えをどうするのか、死に関わる力というものを同時に教えなければ、教育はやはり全体的なものになりません。ですが、相変わらず、生きる力一本です。私も政府の文部科学省のいろんな委員会に出て、このことを言い続けてきましたが、絶対、多数決で否決されるのですよ。

もう一つそれに関連したことで言いますと、共生ということです。我々は、共生ということをずいぶん前から言い続けております。自治体でも、行政でも、教育の現場でも。経済界でも言いますよ。共生こそが大事だ、と。人間と人間の共生、人間と自然環境との共生。動物、植物の世界とも、人間は共生していかなければいけない。そうしなければもう地球はもたないということで、それはその通りなんです。それに反対する理由は何もない。だけど、共に生きる人間だけは、やがて共に死んでいくのです。共生を言うならば共死、共に死ぬということも同時に言わなければならないのではないだろうか。共に死ぬ運命にあるということを覚《さと》ったときに、無常観という問題が出てくるわけであって、そうなって初めて共に生きているということのありがたさ、尊さというものが強く、深く意識されるわけですよ。

このまったく当たり前のことが、日本の社会の中ではほとんど言われないのですよね。無常観というのは、まさに生老病死の世界でしょう。いくら言っても、日本の仏教界はそれに耳を貸そうとしない。まして、いわんや政界、教育界、経済界がそれに従わないのは当たり前のことですよ。この死の世界をどこかに追いやってしまう。人間は老人のライフステージを経て、やがて死を受け入れる、そういう運命に置かれているのだという、この人生の最大問題を、宗教的な問題としても正面から取り上げようとしない。これは、深い病ですよね。それをどうするか。残念ながら、これも多数決で全部否定されてしまいます。共死はいけない。死ぬ覚悟、これもいけない。その考え方の延長線上に老人軽視、老人無視の思想がはびこりだしていると私は思っています。

先ほど申しましたけれども、記紀、万葉の時代以来、老人を尊重するという思想が現れてきたのは、日本の神々の多くは、人間が死んだ後になる存在だという考え方があったからだと思います。老人の軽視や無視の思想がはびこりだしているのは、この重要な信仰が忘れ去られていったからだと思います。

お能の舞台に登場する翁

日本には老人を尊重する翁の思想というものがありました。

翁は一五世紀のお能の世界では、極めて重要な役割を果たしてきました。それは神の曲、神曲として位置づけられてきたほどなのです。そういう伝統があります。これが翁の伝統です。そしてその翁がやがて神になる。お能の舞台に登場する翁、あれは、人と同時に神の役割を果たしているということを申しました。この、お能を完成させた重大な人物が世阿弥ですよね。世阿弥というのは、すごい男だなと思うことがあります。人によっては、観阿弥の方が偉いと言いますが、私は世阿弥ですね。

時々、お能を見るのでありますが、五分くらい見ていると、だいたい居眠りをし始めますね。最後の段階になって、鼓がポーンと鳴ったあたりで、ハッと目覚める。しずしずと役者さんたちが舞台を去っていくところ、あれがいいのですね。一番の見どころは最後ですよ。シテ、シテツレ、ワキツレ、最後にワキの僧がすうっと立ち上がって去っていく。一人ひとり去っていく。そのときに見せる後ろ姿がいいのですよ。非常に個性的ですね。それぞれが、お一人おひとり、役者さんの背中がそれぞれ違うのですよ。その背中を見ているうちに、自然に気持ちが安らいで静まっていく。あれで、お能を見た、という気持ちになる。

中ほどはシテの亡霊が出てきて、いろいろ不平不満を口説きに口説いて勝手に舞を舞って去っていく。あれはワキの僧がそばにじっと坐っているから、あの亡霊は慰められて鎮められて去っていくわけでしょう。そういう意味では、鎮魂のドラマですよね。その鎮魂のドラマが成立するために、あのワキの僧、黙って聴いている人がいる。

あるとき、ハッと気が付いたのです。お能の世界というのは、シテを務めるクライアントと、それをじっと聴いているカウンセラー、ワキの僧との、このダイアローグの世界なのだ。それで、これはすごいと思った。

お能の舞台というのは、ものすごく普遍性があるのですよね。よく、軽薄な近代主義者は、例えば世阿弥とシェークスピアを比較して、シェークスピアには普遍性があるけれども、世阿弥の世界は普遍性がないというようなことを言う輩《やから》が前はいたわけですけれども、とんでもない。同じ普遍性の中で比較できる、そういう芸術的な世界ですね。私はそう思う。中でも、そのシテを舞うクライアントと、それをじっと聴いて癒しの役割を果たすカウンセラーの観点というのは、舞台の上だけの問題でなく、今日の現代医療の現場でもそうですし、教育の場でもそうです。

学校の教師はシテをやってはいけないのですよ。教師というのはワキの僧に徹するべきなのですよ。坊さんもそうですよ。聴いて聴いて、聴くことに徹して、その悩めるシテの悩みを自然に解消する。そういう役割を思い出させてくれるのが、お能の世界ですね。そのじっと聴いている、ワキの僧の理想形が、私は、あの翁の表情だと思っている。成熟した、完成された老人の表情だと思っているのです。

実際のお能の舞台、例えば世阿弥の夢幻能なんかに出てくるワキの僧というのは、あれ直面《ひためん》ですから、必ずしも面を被っていない、老人の姿をしておりませんけれども、あれは諸国一見の僧です。流浪の僧ですね。乞食僧《こつじきそう》と言ってもいい。諸国一見ですから、一見さんお断りで、京都の料亭には上げさせてもらえないお坊さんなのです。そういう乞食坊主が、いわば成熟した心の世界で、じいっと悩める人の悩みを聴いている。それが能の舞台です。それがわかれば、真ん中のシテが舞を舞っているところなんて、眠っていていいわけなのです。お能の方々に話をするときは、こんなことは言いませんよ、絶対。

半眼の涅槃像と翁の面

お能の舞台では、いろんなお面が出てまいります。先ほどの翁の面もそうであります。女性で言いますと、小面《こおもて》という美しい女性の面がありますね。それから尉面《じょうめん》。ああいう能舞台で主役を演じる役者さんの被る面、その目を見ると皆、半眼をしております。特に翁の面を思い出してください。目は半眼になっておりますよ。日本の仏教、特に平安時代から鎌倉時代にかけての代表的な仏像の目は半眼であります。目を見開いている仏像なんて一つもありませんよ。なぜ半眼なのかとあるとき思うようになった。

私がそう思うようになった機縁は、涅槃像に注目するようになったからなのですね。涅槃像というのは、お釈迦さんが年老いて、最期を迎えて横たわってお涅槃なさるときの姿を像にしたものですね。インドにも、東南アジアにも、中国にも、韓国にも、もちろん日本にもたくさんの涅槃像があります。この涅槃像の目の表情を見ておりますと、だいたい三種類あるのですね。それで、老人の最期の姿にも三種類あると考えてもいいのではないかとだんだん思うようになってきました。

一つは、タイとかビルマ（現ミャンマー）、スリランカの仏さんの涅槃像によく見られる表情ですけれども、だいたい目がパチッと見開いているのですよ。すごいですよ。僕がバンコクで見た涅槃像は、どれもこれも目を見開いている。とてもこれから死んでいこうという人の目ではないのですよ。現世に残っているというかね、生き生きと呼吸している表情です。

ところが、中国から日本になるにしたがって、だんだんその目の形が変わってくるのですね。その一つが涅槃でありますから瞑目している。目をつぶっているものです。目を見開いている仏像というのが、まだお亡くなりになっていないお釈迦さんを感じるのに対して、瞑目した涅槃像を見ると、なんだかすでに遠くに行ってしまったお釈迦さんのように見えて、何となく遠い存在という感じになりますね。

そして、半眼の涅槃像があります。開眼の涅槃像や閉眼の涅槃像を見た後、半眼の涅槃像を見るとこれは奥行きが深い、味わいが深い表情に見えてくるのですよ。そしてやっぱり、傑作は半眼の涅槃像に多いと思います。半眼の涅槃像を、洗練に洗練を加えて作り上げてきたのが日本人です。平安時代から鎌倉時代の名品と言われているものをご覧になっていただきますと、ほとんどが半眼です。閉眼すれすれの半眼ですよ。なるほど、開眼の表情と閉眼の表情に対して半眼の表情があって、死を目前にしたとき、その表情はいったいどういう意味を持つのでしょう。

私の屁理屈がここから始まるわけでありますが、半眼の表情を見ておりますと、過去と現在が同時にそこに表現されている。生の世界と死の世界が半々にあの半眼の表情に宿っている。その、あらゆるもの、森羅万象の全体を見通しているような深いまなざしと言ってもいいかもしれない。遠いまなざしという日本語がありますね。遠くをじっと見つめているまなざしのあの平和な落ち着き。そして、ずうっと遠くまで鋭いまなざしを投げかけているような感じも与える。

私は、車を運転しないのですけれども、車を運転される方はよくハンドルを握りながら、バックミラーを見たり、前の車、後ろの車、左右の車を見ながら、感じながら運転しなければならないのだそうですね。あれは、自然に遠いまなざしになっているというのですね。運転中の運転手の表情は、本質的に半眼の表情をしているはずなのです。眠っていると、これは事故をすぐ起こしてしまう。目を見開いていると前しか見えない。これも事故のもと。どうですか、「車を運転したこともないやつが、何を屁理屈言っているか」と言われそうですけどね。半眼の遠いまなざしをしているときに一番事故を防ぐことができる。こんなことを言っても、誰も信用してくれないかもしれませんが。

つまり、遠くのもの、自分の後ろのもの、過去のもの、未来のもの、それをずうっと同時に見過ごすことができるまなざしが、半眼かもしれない。まさに釈迦の涅槃ということ自体が、この世からあの世のプロセスを表現しているものです。だからこそ、人の心を打つ。芸術的に洗練された表情になっている。そう思うのですね。そう思って、阿弥陀さんやお釈迦さんや、大日如来さんのあの半眼の表情を見ていると、やはり、見通されているような気分になってくる。仏さんは過去数億年の時代をじっと見つめた上で、未来に遠いまなざしを投げかけている。生とは何か、死とは何かということをお考えになっているということが、何となしにわかるようになってくる。仏像は半眼でなければならないのです。

その仏像の半眼と、お能の舞台の翁のあの表情の半眼が、ピタッと重なるのですよ。これは、やはり、日本文化が創造した一つのクライマックスではないかという気がいたします。しかし、そういう輝きがある表情を作り出したのが、翁尊重の思想だったと、こうなるのですね。あの翁の表情というのは、実にそういう意味ではすばらしい表情です。

そういうことをずうっと考えているときに、私、たまたまある雑誌の企画で、白洲正子さんと対談する機会がありました。彼女がお亡くなりになる数年前のことでした。そのときのテーマが老いについてだったのです。それで、老いについて今日、申し上げたようなことの一部を私の方から話しながら、白洲さんのすばらしいお考えを伺うことができました。たまたま、その対談の場で翁の面の話になった。

白洲正子さんというのは、お能の世界にはものすごい造詣のある方です。次から次へと面白い蘊蓄《うんちく》を傾けてお話しになる。ああそうですか、そうですかと僕は聞いていたようか記憶があるのですけれども、その中で、こういうことを突然言われたのですね。「あの翁の面というのは、男性が歳をとって、成熟したときの理想的な表情ですね。男はいいわよね。ああいう面が、伝統の中で男の世界として作られたから。ところが女というのは歳をとっても、ああいう成熟した穏やかな表情にならないのですよね。お能の世界では、女って、山姥《やまんば》か般若《はんにゃ》の面にしかなりませんよ」と、こんな感じでお話をされた。私が言うのではないですよ。白洲さんが言うのです。そういえば、白洲さんのお顔も般若面だなぁと思いましたね（笑）。

さらに白洲さんは、「生前、最も翁のお面に近い表情をされた文学者がいますよ」と言いました。そのとき私の頭の中には、志賀直哉の表情が思い浮かびました。志賀直哉の顔も、限りなくあの翁の面に近い表情の一つだと思いますが、ところが白洲さんは尾崎一雄だと言いました。私小説をお書きになっていた方で、『暢気眼鏡《のんきめがね》』『虫のいろいろ』といった作品がありますね。そう言われれば、あの尾崎一雄さんの晩年の顔が、まさにあの翁そっくりでした。私は、写真を見たことがありますが、彼の顔は少し野臭がありますよね。農民的な雰囲気がある。志賀直哉の顔というのは、ちょっと貴族的な表情ですから、翁とそこは違うかなと思うわけであります。白洲さんは「尾崎一雄の顔というのは、本当に翁そのものでした。女はなかなかああいう表情は作り出すことはできないのです」とうらやましそうな口ぶりでおっしゃっていました。

言われてみると、老女の面というのがあるのですけれども、やはり、それは翁とはぜんぜん違う。このことを女性研究者なんかに少しぶつけてみると、やはり女性差別の反映だという。それはそうかもしれないけれども、それで終わったら、少し面白くないですよね。そこで、あれこれずうっと考えておりまして、やがて白洲さんもお亡くなりになってしまって、それでもずうっとその問題を考え続けていました。

あるとき、ハッと思ったのですね。あの翁の面を、男性の成熟した表情と見るからいけないのだと思った。あの翁の表情というのは、女性でもなれる表情なのだ。そう考えたときに、あのジェンダーフリーの理想化された老人面だと思ったのです。男性性と女性性を両方抱え込んだ、それを統合した面である、と。

だから、あれを何も男性の成熟した表情とのみ定義する必要はない。翁の面を男性の成熟した表情ととらえるという伝統は、まさに女性差別の伝統が作り上げたものであって、あの芸術的な達成というものは、やはり、女性、男性という域を超えたものではないか。だから芸術的な輝きがそこから出てくる。そう考えるようになって今日に至っているのでありますが、また何か言われかねないので、もう少し考えてみようと思っているところでございます。

共生から共死へのプロセス
――「老病死」の素顔――

（『最後まで生きるために〈上〉　わたしの死　あなたの死』〈青海社〉より）

看取ることと祈ること

もう二十数年前のことですが、インドを旅している際に、ベナレスというところに行きました。そこは、死者を葬るための儀式が様々な形で行われているところです。その他のところでもやはり同じようなことを観察したり調査したりして、帰りにカルカッタ（現コルカタ）という都市に行きました。ホテルに着いて、ハッと気が付いたのです。今、カルカッタではマザー・テレサさんが死者を看取るための仕事をなさっている。そこですぐにホテルから事務所に電話したところ、幸い、マザー・テレサさんは死者を看取るための仕事をするためにカルカッタに滞在されていました。そして、私のために五分間だけ、時間をいただけることになりました。

早速、ホテルから会いに行きました。待合室に入ってしばらく待った後、私の時間が来て面会室に入りました。もう八〇歳になっていたと思いますが、足腰のしっかりした感じのおばあさんが入ってこられました。顔は皺だらけでしたが、背筋をぴんと張った、実に快活な方でした。「あなたのために五分間だけあげる。何か聞きたいことがありますか」と言われたのです。

私はあらかじめ考えていたことをお聞きしました。「様々な死にゆく人、身寄りのないまま死を迎えようとしている人、お医者さんから見離された人、道路で死にかけていた人々を収容されて、その最期を看取っていらっしゃる。そういう困難なお仕事をされて、毎日のようにいろんな苦しみに出会われるでしょう。解決のつかない困難な事柄にぶつかっておられると思いますけれども、そういうときはどういうことをなさいますか」と。

彼女はしばらく考えていて、やがて「そういうときは、お祈りします」と答えられました。もちろん、マザーはカトリックのシスターであり、長年カトリックの宣教活動をされていて、その果てに死者の看取りという究極の仕事を発見された方です。その方が、最後にそう言われた。しかし、いくらお祈りを捧げても、自分の心が晴れない場合もしょっちゅうある。そういうときは「お祈りをして夜明かしをすることがしばしばです」と言われたのです。

そのお言葉を聞いて、私は辞去させていただきました。五分間という時間が本当にあっという間に過ぎ去っていきました。死の看取りということと、祈りという行為がこれほどリアルに現実の形で目の前に存在している。私はそのことにたいへん胸を突かれて帰ってきました。

エリザベス・キューブラー＝ロスさん（アメリカの精神科医）が東京においでになったあるセミナーに参加させていただき、直接お目にかかったことがあります。そのセミナーには、様々な病気にかかった方、特にがんにかかった方がたくさんいらっしゃっていました。セミナーが終わった後、キューブラー＝ロスさんが参加者の一人ひとりに会って握手をしたり、話を交わしたりする時間が設けられました。そのときにキューブラー＝ロスさんは一人ひとりを固く抱きしめて言葉を交わしていました。ハグ（hug）の儀礼、作法といってもいいかもしれません。

私はその光景を眼前にしながら、もう一つのある光景を思い出していました。それは、ダライ・ラマ一四世が来日されて、京都で講演されたときの光景です。それはある大学で行われたのですが、全国の若者たちがたくさん集まって、このときも最後に質問の時間がありました。一人の女子学生が手を挙げて、「自分は今、死の不幸に脅えています。どうしたらいいのでしょうか」という質問をしたのです。するとダライ・ラマさんは「この舞台に上がってきなさい」と手招きされました。女子学生は一人で客席を立って舞台に上がり、ダライ・ラマさんの前に立ちました。そのとき、ダライ・ラマさんはその女子学生を両腕で固く抱きしめて、「恐れることはない（Don't worry.）」とおっしゃいました。女子学生は両眼から涙を流し、深く頭《こうべ》を垂れて舞台を去っていきました。キューブラー＝ロスさんがされたことと、ダライ・ラマさんがされたことは同じだったわけです。「究極の癒しの作法というものはそういうものなのかもしれない」、そういうふうに思いました。

止める、褒める、さする

私がたいへん大きな衝撃を受けた日本のあるお医者さんの言葉を紹介させていただきたいと思います。そのお医者さんとは、京都にある四条病院の院長さんで、中野進先生という方です。この病院には、私も血を吐いて一カ月ほど入院させていただいたこともありますので、そういう点ではホームドクターのような方です。

今から二〇年ほど前、ある学会で初めて中野先生にお目にかかり、学会が終わった後、パーティの席上で酒を飲みながらお話しさせていただいたときのことです。突然、中野先生が、「医者の仕事を半世紀続けてきて、最後にたどり着いた医者としての三原則がある」ということをおっしゃっていたのです。

その三原則というのは、第一が「止める」。患者さんがいろいろな痛みを訴えたときには、その痛みをまず止めてあげることが医者としてやるべき第一の義務であり、仕事である。

第二原則が面白いというか意表を突くものだったのですが、「褒める」です。末期を迎えてだんだん希望が失われてきている患者さんと話していて、褒める。どんな人間でもかつて輝ける時間を持っていたはずであり、そういう話を聞き出してその人を褒める、あるいは話している時点におけるその人を褒めるというのでもいいわけです。「自分は患者さんの看取りの中で褒めるということがいかに重要であるかということをずっと感じ続けてきた」と言われたのですが、その言葉に驚きました。私も教師を半世紀ほどしており、生徒たちを叱ってばかりおりましたが、褒めたことはというと、本当に稀にしかありません。これは逆転させなければならないと、頭では考えていますが、実際にやっていることは叱ってばかり、やはり褒めた方がいいわけです。それは学生以上に、患者さんにとってもそうだったのかということを思い知らされました。

三番目は「さする」ことだと言われる。もう医学的な手立てがはかばかしくない状況になったとき、医者はその患者さんに対してどういうふうに立ち向かうべきか。「さする」という最後の行為が残されているというのです。

十数年前の話になりますが、私に叔母がいて、最期の日々を病院で過ごしていました。田舎の病院におりましたので、汽車に乗って時々、お見舞いに行きました。お見舞いに行くと、病室に入った途端にありとあらゆる不平不満を話し始める人でした。身もだえするような愚痴話が始まり、一時間経っても二時間経っても止《や》みません。私も帰らなければならない、汽車の時間も迫っている、そういったとき、知らんふりをして身体をさすりました。そうしますと、すうっと気持ちよさそうな顔をして寝てしまうので、その隙を見て私は帰ってきました。患者さんにとっても、親しい家族に身体をさすられるということが、いかに大事なことかを、中野先生のおかげで想像できるようになったのです。

先ほどインドのベナレスに行ったという話をしましたが、ヒンドゥー教の聖地でもあるベナレスには「シャンティ・ババン」という「死者を最期に看取る家」、すなわち「平和の館」というのがあります。そこに入る人はもうお医者さんから見離された患者さんだけであり、家族とだけ一緒に最期の一週間から一〇日間を過ごすために入るところです。私は知り合いの土地の人の案内で、中に入ることができましたが、一人のご老人が横たわっていました。そのご兄弟か親戚の方だと思いますが、そばに寄り添ってずっと一言も言わずに身体をさすっていました。家族による最期の看取りが、身体をさするという沈黙のセラピーではないかと思ったのです。そして、こういう看取りの仕方も、実は今から一〇〇～二〇〇年前、わが国でも至るところで見られた光景ではないかと思い返したのです。

そういうことがいろいろ頭に浮かんできて、中野進先生がおっしゃっていた「医者にとっての最期の看取りの三原則、止める、褒める、さする」というのはたいへんな心の作法でもあると考えました。そして私は先生に、「なるほど、お医者さんが患者さんに対してやって差し上げること、そのやり方として実に深い意味を持っていると思います。しかし、それはもしかすると同時に、人間と人間の関係を律する場合の三原則かもしれませんね」と申し上げたのです。我々はお互いにいろいろな痛みを抱いて生活しています。お互いにその痛みをなだめる、慰め合う、そしてその精神的な心の痛みを止める——実際にはなかなかできないことですが——、そういう問題としてこの原則を受け取ることもできるのではないかと思ったからです。

また、先ほど述べたように、学校における教師と学生の関係、家庭における親と子供との関係、会社における様々な人間関係を律する上で、褒めるということは非常に大事です。下手に褒めるとお世辞になってしまいます。叱るのは簡単だけれども、上手に褒めるということは難しいのです。どうしてもうそが入ってしまうことがあります。そういう感覚を許さないような褒め方ということが、人生を生きる一つの生き方として非常に重要になるのではないかと思います。

そして、さする。これは聖書を読みましても、仏教の仏典を読みましても、宗教家イエス・キリストは患者に対して、心悩める人に対して手を差し出しておりますし、ブッダもそうしています。さすっている、触っている、触れている。まさにキューブラー＝ロスさんとダライ・ラマさんが抱きしめるという行為で相手の不安を取り除こうとされた、そのような行為と繋がっている振る舞いですね。このように考えていくと、中野先生の三原則というのは、人間いかに生きるべきかという三原則へと自然な形で繋がっていくような感じがするわけです。

共に死んでいくということ

我々の社会が「共生」ということを言い出して、もう二〇年か三〇年、時間が経過していま す。この頃、私は、「共生」という声を聞いていると、そして自分自身も一緒になって「共生」と言っていると、「俺は生きたい」「俺は生きたい」と言っている自分に気づくようになりました。それが「生きたい」「生きたい」と叫んでいるエゴイズムの大合唱に聞こえてくるようになりました。

経団連までもが「共生」です。しかし本当は、共に生きるものたちは、やがて共に死んでいく運命にあるのではないでしょうか。共生ということが本当に力ある意味を持つためには、同時に「共死」ということを自覚しなければならない。「共に生きるものは、共に死んでいくのだよ」という心のメッセージがどうしても必要になってくるのではないかと思うようになったのです。それは、「共生は共死」というとらえ方です。「共生と共死」という言い方が本質的に大切ではないかということです。あるいは、「共生から共死へ」と言ってもいいでしょう。そういう幅のある、膨らみのある生と死の問題を考えていかなければならない。今、そういうときに来ているのではないかと思います。

現代ではいつの間にか、人生八〇年になりました。お釈迦様の寿命とまったく同じになってきました。自然と「生老病死」という死生観が必要になってきているのです。というのも、五〇歳、六〇歳で定年を迎えて、さて第二の人生をスタートさせようと思うときに、その先にまだ二〇年、三〇年が控えているからです。老、病、死がゆっくりとやってくる時間がそれです。このゆっくりやってくる老、病、死は、ゆっくり見つめる以外に仕方がありません。これはこれでまことにしんどい時代だと思います。人生八〇年が本当に喜ぶべき時代を象徴しているかどうか、その辺のこともう一度考え直してみなければなるまいと、私は思っているのです。

第3章

［対談］老病死を考える

宗教学者・山折哲雄 vs ホスピス臨床医・中橋　恒

第一次ベビーブーム世代が七五歳を超え、本格的な超高齢社会に突入した。現代日本人の心にかなった生き終え方とは――。日本の伝統的な精神文化を長年研究する宗教学のパイオニア、山折哲雄と緩和ケアの臨床医として奔走する中橋恒が対談。日本人の死生観と西欧渡来の緩和ケアの融合を考察する。

断食、自然死という生き終え方

中橋　山折先生は長年、日本の伝統的な精神文化を多角的にご研究され、多数の著書や講演を通して日本人の死生観について考察して来られました。ご自身も九〇歳を超えられ、どのような生き終え方をイメージされていますか。

山折　三〇代あたりから、ずっと考え続けてきたのは絶食による自然死です。食のコントロールによって生命の流れを自然に鎮静化し、内臓の諸器官を徐々に衰弱させ、枯れ木に近い状態にして、できればろうそくの灯が消えるように、線香の火がスゥーッと消え去るように息を引き取る。できるかどうかは別として、基本はこれです。

中橋　どうしてそういったイメージを抱かれたのですか。

山折　根拠は古今東西の人類が残した断食、絶食などの実践的な記録ですよ。それは仏教、キリスト教、イスラム教をはじめ、ほとんどの宗教で伝統的にあります。現地にも足を運んで、いろいろ比較してみますと、日本には独特の絶食、断食文化があることがわかりました。いわば「日本モデル」です。絶食、断食の日本モデルは森、山岳、川、平原、畑、田んぼ、海など、複雑な自然環境の中で育まれ、実践例として最も中心になるのは一〇世紀に比叡山の僧侶、源信が著した『往生要集』があげられます。それと、その影響を受けた修行僧たちの日記や伝記ですね。これらは世界的に見ても臨終モデルを著した最古のものと思われます。

中橋　「断食」といいますと自主的、作為的な語感がどうしても伴いますが、一〇世紀の人たちは脈々と培った伝統の中で自然に食を断つという行為を実践していたんですね。

山折　まさにおっしゃる通りですね。

私は西行法師の最期は断食なのではと仮定し、提唱したとき、学界や世間からそっぽを向かれました。断食という言葉に対する抵抗感ですね。

食のコントロール

中橋　なぜ、古来世界の様々な人々は断食、絶食をしてきたのでしょう。

山折　宗教的には神的なものに触れる条件を満たすためでしょう。

中橋　食を断つ精神構造はストイックな修行に近いものなのでしょうか。

山折　自己鍛錬ですね。ソフトに言えば修養です。そして、それとの関連でいうと、日本モデルの根底にあるのは、やはり武士道の伝統ではないでしょうか。

中橋　断食というとなんだか怖いですよね。現代人でもリラックスして自然な形で受け入れられる言葉が何かありませんか。

山折　食のコントロール。もう少しわかりやすく言えばレシピでしょう。

中橋　なるほど、レシピですね。

山折　私はヨーロッパの古い修道院を訪ねて食事の記録を調べた時期がありました。年間、どういうときに、どういう食事制限をしていたかについてです。それを見ると病気をしているときに肉はダメ。しかし、こういう段階になれば鶏肉はいい、鶏肉はダメだけど鶏卵はいいが、バターはどうのとか、お酒（ワイン）の量まで非常に細かく記されていました。

中橋　食事を減ずるときのメニューですね。

山折　世界の断食モデルを見比べてみると、アジア世界とヨーロッパ世界では内容や厳密さがいろいろ違います。そもそも瞑想するときの姿勢が違うんですよ。キリスト教ではカトリック、プロテスタントなど、様々な礼拝に参加したことがありますが、姿勢はあぐらをかいたり立ったりで、自由ですよ。比較的姿勢が一定化していたのはギリシア正教でした。インドの僧侶やヒンドゥーの教徒たちも格好は非常にラフですよ。チベット仏教でも中国仏教でもあぐらをかいたり、お茶を飲みながら瞑想しています。

おおむね、ヨーロッパ世界はフリーで開放的な雰囲気であるのに対し、アジア世界はマゾヒスティックな緊張感を伴うように感じましたが、姿勢が一定化しているのは日本だけですよ。曹洞宗永平寺のように一糸乱れずピーンと張りつめた厳密な瞑想風景は日本特有です。

点滴を差し控える

中橋　山折先生がおっしゃる断食は緩和ケアの現場でいう「点滴を差し控える」ことに相当するのではないかと思いました。

がんが進行すると食欲が落ちてきますから、治療を目的とする医療の現場では、当たり前のように点滴で栄養や水分を補給します。やがて命が終わりかけると、そういうものすら受け付けない身体に変化してきます。命が営みを少しずつ終えようとしている状況で、手術後に元気な状態に戻すために行うような点滴をすると、患者さんにとっては負担でしかありません。このような状況になってくると、私たちは身体が外からの栄養補給を受け付けにくくなっているという前提で「点滴の差し控え」を考えます。もちろん医療者側の一方的な行為ではなく、本人・ご家族と点滴をすることの意味やメリット・デメリットについての話し合いを行い、最終的に本人・ご家族の同意のもとに行っていきます。

実際の緩和ケアの現場では、山折先生がおっしゃるように最期は老衰で枯れるように、負担なく、穏やかに旅立たれるという体験をしています。私はもともと外科医でしたので、緩和ケアに携わる前は終末期の患者さんであっても食事が摂れなくなると点滴を当たり前のようにしておりました。旅立ちが近くなってくると患者さんの身体にむくみが見られるようになり、腹水や胸水が増えてきて息苦しくなったりお腹が張って苦しくなったりしてきます。

しかし、点滴を減らすのではなく、利尿剤で余分な水分を身体の外へ出す治療をしていました。緩和ケアへ身を置くようになって、そろそろ命の営みの終わりが見えだすと点滴を少しずつ減らしていく処置を目の当たりにして、苦しむことなく穏やかに旅立っていかれる患者さんの姿にある種の生命の神秘を感じていました。最初から最後までまったく点滴をせずに過ごされる方もいて、現代の医学・医療はあまりにも命の営みにおせっかいしすぎの面があるのではないかと感じるような体験でした。

点滴を差し控えるということ、つまり、人生の終わりの段階に入ったときの栄養補給をどう考えるか――、ここに日本の僧侶たちが受け継いできた伝統的な生き終え方と現代の緩和ケアの看取りの時期に入った方のケアのあり方に相通じるような視点が見えてきたように思いました。がんという病を抱えながらも最期は穏やかに自然な形での生き終え方は誰しもが望む姿ではないかと思っています。

夢想、妄想の時間

山折　九〇歳を超えると、やはり気力、体力が衰えて、心肺機能がだんだん弱くなってきます。これはどうしようもないことなのですが。そうすると身体はできるだけ動かさない。体力を維持するために散歩をしたりしますが、一番の楽しみは食事なんです。特に夕食。美味しい夕食を食べると心肺機能が衰えているにもかかわらず何となくホッとして、楽しくなる。楽しくなるとほかの身体機能も鎮静化してくるような気がして、よく眠れる。排泄も比較的スムーズになります。私は今、午後六時三〇分頃から八時頃までゆっくり食事をして、九時頃には就寝します。深夜〇時頃まで熟睡しています。午前一時頃トイレに行きまして、再び寝床に潜り込みますが、なかなか熟睡できません。浅い眠りに入ります。そこから妄想、夢想の時間が始まります。人間がこの世からあの世へ、あの世からこの世へ行ったり来たりしているような感覚になっています。こうして午前三時頃には意識が戻り、少なくとも文章が書けるレベルになります。起床して、夢想や妄想の中から出てきた言葉を頼りに雑文を書いています。これが楽しい。

中橋　医学という領域は、様々な身体に起こる出来事をサイエンスで理解し対処しようという考え方ですが、山折先生が夢想とか妄想とか現実離れしたことをおっしゃると「山折先生は混乱されているんじゃないか。精神科領域で、ある特定の疾患として診断し、そこから抜け出せるようにしてさしあげることがいいのではないか」ということになったりします。

山折先生のお話を伺うと、そうじゃなくて、夢想や妄想が自然に訪れるものであって、それを大切にすることが命を上手にまとめながら自然な形で心の鎮静化に繋がっているように感じました。私はすごく理解できます。逆に医学は何をしたらいいのでしょう。

山折　そこで私は中橋先生にお聞きしたいことがあります。今のところは夢想、妄想の時間がスゥーッと元に戻ります。ところがある段階で戻らなくなるだろうなと思うんです。それが認知症なのかもしれない。そのときどうするか、というのが最大の問題ですね。

私は肺炎の重症化で心肺機能が衰えたとき、自然死したい、断食したいと思っても決断できない状況に陥るかもしれないと思い、緩和ケアの手助けを借りて、あの世に送っていただけないものかと主治医に相談しました。すると主治医は、「現代の医学では何ともしがたい、と。ただ、本当に回復する見込みがない場合はですね……」と言い、口を閉ざしました。

中橋　山折先生がご提示された問題は非常に根源的な大切な問題だと思います。現代ホスピスケアの生みの親と言われるシシリー・ソンダースは、一九五〇年代に終末期がん患者が尊厳もなく痛み苦しむ中で死んでいく医療の現場に疑問を持ち、死を否定的にとらえてきたこれまでの医学の流れに対して、死はどうしても避けられない人生の自然な出来事であるととらえ、不自然な延命よりは苦痛を緩和して、尊厳を持った人間として生を全うすることを援助するという考えからホスピスケアを医療の現場の中に広げる活動を始め、現在は緩和ケアとして全世界に広がりを見るまでになっています。

彼女は、たとえがんであっても最後まで自分らしく生きることと、安らかに死を迎えられるように援助することがホスピスケアにとって大切であることを強調しています。

人はどう生きればよいのか、どう生き終えればよいのかという問題を医療の面から問いかけ実践しているのが緩和ケアではないかと思っています。一方でどうしても生きる意味を見出せず、自ら死を選ぶ生き終え方の方法として、安楽死、要するに薬物投与によって死に至らしめる考え方が、スイスやオランダ、アメリカの一部の州では認められ、現実にその方法で死に至っている人たちがいらっしゃいます。日本では安楽死が法的に認められていません。賛成派の意見や反対を唱える意見など散発的な議論はあっても、きちんとした場での議論に上る以前の状態が日本の現状だと思います。

山折先生は他著で、自ら死をかなえることは一見美しいが、日本人の死生観は欧米とは異なる、と記されています。移植医療で脳死が人の死と法的に認められ、臓器移植が積極的に行われるようになりましたが、実際の施行件数は欧米の件数にはるかに及ばない程度しか施行されていないのが現状です。私は日本人の持つ死生観は欧米の死生観とは何か違うものがあり、そのことが臓器移植の施行件数にも表われているように感じていて、先生がおっしゃられる日本人の死生観は欧米とは異なるというとらえ方に共感を覚えます。

そういった中で日本の伝統から自然に出てくる断食などといった命の終え方は、文化の中で育まれてきた日本人の死生観を知る上で見直してみることは大切なのではないかと思うようになりました。

山折　自殺したくなるほど病に苦しめられ、その上で安楽死を選択するくらいなら、食をコントロールしての死、つまり断食もありえるのではないか。安楽死するために何も外国まで行くことはないでしょう、と。

中橋　人は人生の中で多くの苦しみを体験しながら生きています。緩和ケアは病に関わる問題から生じる苦しみに焦点を当てた考え方です。命に関わる重大な病に直面したとき、人は身体的な痛みなどの苦痛を感じます。命に関わる病に直面して不安や恐れなどの精神的な苦痛も感じます。人は社会の中で生きている生き物なので、仕事の問題や経済的な問題、家族の問題など社会的な苦痛を感じます。病によって寿命が終わるという自分の存在そのものが脅かされる苦しみをスピリチュアルペインと言いますが、人としての根源的な苦しみとしてとても重要なものです。

緩和ケアはこの四つの視点で人の苦しみを理解し、その人らしい生き方の支援を行っていこうとする考え方ですが、シシリー・ソンダースはスピリチュアルペインに対するケアの重要性を強調しています。自ら命を絶ちたいと思うほどの苦しい思いに至る方の苦しみは、スピリチュアルペインそのものだと思います。根源的な問題ですので、答えがすぐ見つかるものではありませんが、安楽死を容認するという考えに至る前に、スピリチュアルケアを含めた緩和ケアのアプローチがより求められる局面ではないかと考えています。

死ぬ覚悟

山折 ある新聞社の取材で「覚悟」という問題をテーマに語る機会がありました。それが、二〇二三年の元旦に掲載されました。「死ぬ覚悟」と言ったりします。死と覚悟が一つになっていますよね。これは仏教と武士道の融合ではないかと思います。もとは江戸時代中期、武士の心得について佐賀鍋島藩士、山本常朝が書いた『葉隠』だと思っているのですが……。「武士道と云うは死ぬ事と見つけたり」という一節で知られています。

一方、「死ぬ覚悟」という言葉がそのまま出てくる注目すべき例は、近松門左衛門の『曽根崎心中』です。『葉隠』は武士の心得ですが、『曽根崎心中』は男女の情の葛藤の中で出てくる。この二つの作品が誕生するのは同時代なんです。つまり「死ぬ覚悟」は江戸時代中期には武士から町人まで広がっていた言葉ということです。ところが、明治時代になって西洋から啓蒙思想がどっと入って来て、それをすっ飛ばしてしまったんだね。戦後になって、自由、平等の時代になり、平和な社会が提唱されましたが、それと共に死を主体的に考える習慣が衰弱し、次第にそれを拒否することが定着するようになりました。今日、明治以前の伝統文化をどう考えるかがだんだん問題になっていますが、日本の近代医学が最もおろそかにしている部分でもあります。医学だけではない。社会科学をはじめ、近代的な学問はすべてそうです。

中橋　死を拒否する価値観の中から断食という考え方は出てこないような気がしますし、「生き終える」という思想自体、生まれてこないのではないでしょうか。その中で最近、元気なうちに家族や周囲の人たちと自身の生き終え方を考え、話しておきましょうという「アドバンス・ケア・プランニング（人生会議）」が厚生労働省の推奨で医療機関が中心となって進められています。アドバンス・ケア・プランニングも海外からやってきた考え方です。

死をあまり深く考えてこなかった日本人に対し、急に「生き終え方」を考えましょうと言われても、とってつけたような表面的なことに終わってしまうかもしれません。決して「人生会議」を否定しているわけではありません。日本人が持っている死生観、まさに老病死という考え方を「人生会議」を進める上でどのように反映させていくかを考えていかないと、自分らしい生き方や生き終え方が見えてこないように思っています。ここに先生がおっしゃっておられた日本の伝統文化から生まれてきた老病死という考え方と、シシリー・ソンダースが提唱して世界に広がっている緩和ケアの融合の中に問題解決のヒントがあるのではないでしょうか。

仏教界の功罪

山折　近代医学の責任が大きいという文脈で話してきましたが、最も大きな責任は仏教界だと私は考えています。仏教者がこの問題を真正面から受け止めて語っていかなければいけなかった。では、仏教界が死生観について、どう受け止めていたか。日本の仏教の主な宗派はほとんど大乗仏教に属していますが、その大乗仏教で一番好まれてきた言葉が「煩悩即菩提」と「生死即涅槃」という考え方です。

煩悩は人間とともにあります。そしてその最たるものが死ぬことでありますが、その死が即ち「菩提」であるという。また、「生死」というのは結局、死の問題に行きつくのですが、それが即ち「涅槃」であるという。「涅槃」というのは究極的に「死」に至ることなのですが、それが「仏になる」というイメージでとらえられてきました。「即」の考え方で「死」の問題が回避されてしまった。リアルに追究されることがなくなった。今日、仏教界が「共生」ということを、前面に出し、説き続けていますけれども、「共死」ということは、絶対に口にしないおかしな体質が身についてしまっているからです。「即」で仏になるという意味です。「即」で万事解決してしまうわけです。「即」で死の問題が飛ばされるわけです。

大乗仏教では慈悲、利他という考え方があります。最大の慈悲、利他は自分の命を捧げることなのでしょうが、その前提となる死は即で飛ばされ、言及されないわけです。ですから、明治時代に啓蒙思想が入ってきたとき、人々はその生命第一の西欧思想に流されたと私は考えています。

今、言った大乗仏教的な考え方、つまり死を曖昧にとらえる方向にどんどん行ってしまった。というのも日本の近代の仏教学者、宗教学者の多くはインドや中国に行くよりは、まずドイツやフランス、イギリスに留学して仏教を勉強して帰ってきた。西欧で解釈された仏教をそのまま受け取り、研究するようになったからです。リアルな生死の問題は、そこでストップしたというわけです。

老病死を社会的な話題に

中橋　生死の問題について医学がどういう見方をしているかといいますと、「生物学的に残された時間」という視点で命を診ているということに尽きるように感じています。

例えば、医師と患者の間ではこういう会話がなされます。

医師「あなたはがんです」
患者「この先、どうなるんでしょう?」
医師「このまま治療しなければ、三カ月ですよ」

つまり、ポンッと死が予告されるのです。

その人にとって生きるとか、価値観とか、人生とか、全部吹っ飛んでしまって、生き物として統計学的に見たら「三カ月ですよ」と。その時点で死と向き合わなければならない。生きること、生き終えること、最終的な人生をどう過ごすかといった最後のプロセスが飛んでいるような気がするんです。ですから、プロセスとして死をとらえる「老病死」は画期的な提案だと思います。それをどのように医学の現場で生かしていくか——が、私たち緩和ケアに関わる者の宿題だととらえています。後輩たちにどう伝えていくかも含めてです。

山折 ですからやっぱり、自然死と緩和ケアの融合をお願いしたい、と私は思っているのです。これがうまくいけば、国民的な支持が得られるに違いないと思いますよ。ところが、これが動かない現実があります。動かすためにはまず、「老病死」と「心臓死」を対比させて、国民的に議論する機会を少しずつ作っていく必要があるのではないでしょうか。

本来、日本人は死というものを老病死という「流れ」としてとらえてきた。心臓死に象徴される「点」において考えてきたわけではありません。それを社会的な話題として広めてい

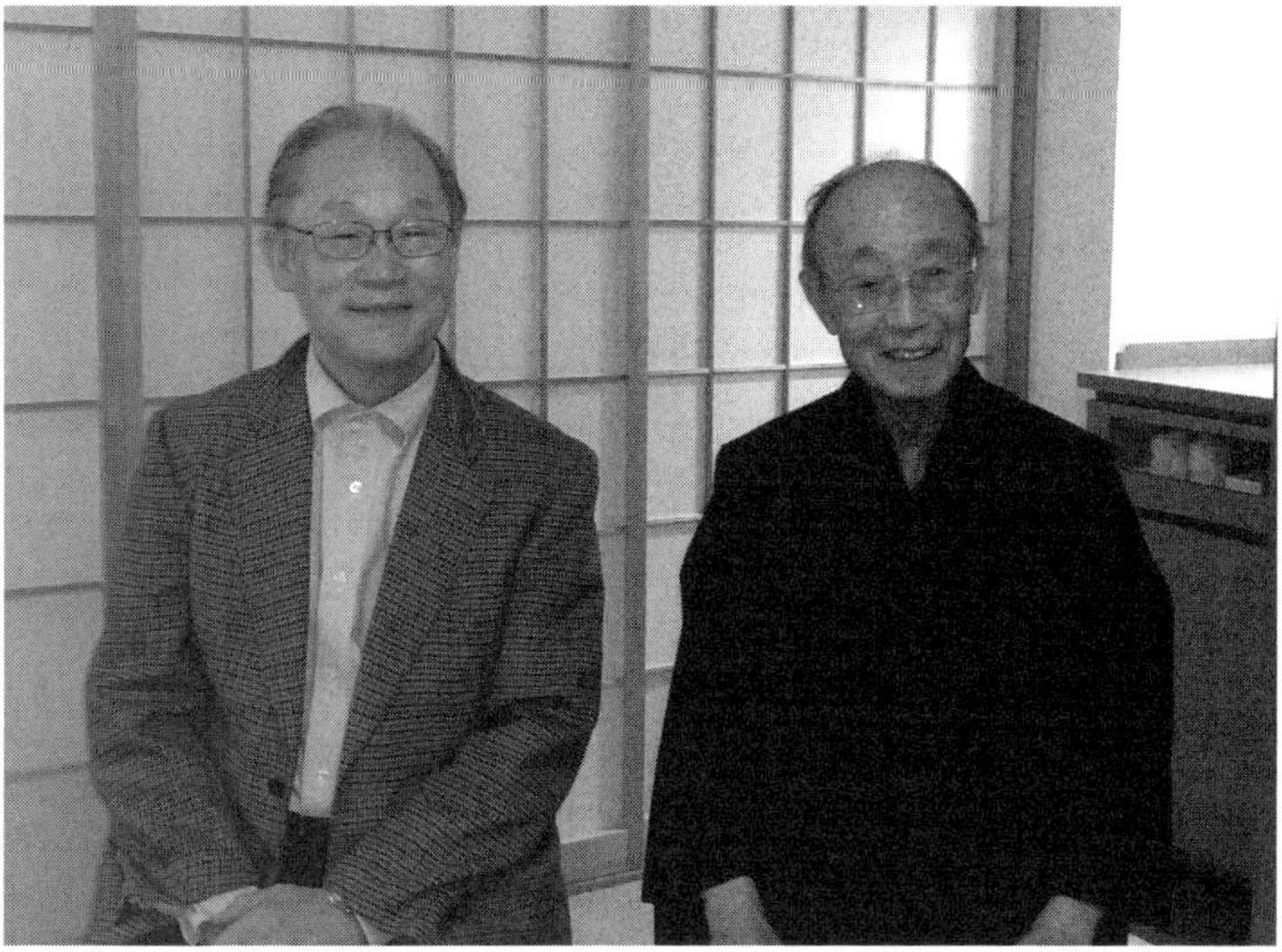

対談する中橋恒(左)と山折哲雄(2022年11月)

くことから始めるほか、ないと思います。それがこの超高齢社会の中では、死の再定義という課題になってくるのではないかと期待しています。

超高齢社会になり、初めて話題となりえる舞台が用意されたということです。

中橋　日本人にとっての生死とは何なんだろうと、歴史を振り返って文化の中で考え直していくことが大切ですね。

第4章

子規 命の叫び

『病牀六尺』に学ぶホスピスケア

中橋　恒

正岡子規と『病牀六尺』

医療の原点を考える

私が医師を志した動機は、自分で言うのもおこがましい話ですが、一人でも多くのがんの患者さんの命を救いたいという純粋な思いからでした。実際に医師として社会に出て関わり始めたのは、当時死亡率が第一位の肺がんの患者さんで、直接治療に関われる呼吸器外科でした。腕の立つ外科医を目指して、日々手術に明け暮れる日々を送っていましたが、思いとは裏腹に現実は厳しく、治療成績は悲観的なもので、多くの患者さんを看取ることを常とするような状況でした。

その当時は、早期発見・早期手術が患者さんにとっても治療者にとっても唯一の希望であり、多くの患者さんががんとの闘病の末、次々と亡くなっていく現状に、ただ医術だけではどうしようもない大きな壁にぶち当たる中で出会ったのが「緩和ケア」でした。

医術というスキルを超えて患者さんと向き合うホスピスケアの可能性に魅せられて、五〇歳という節目でメスを置き、ホスピスケア医としての道を選ぶ決断をしたのです。現在の松山ベテル病院の門をくぐり、本格的に取り組みだしました。それから二〇年が経ち、当時の思いは冷めることなく、今も現場で患者さん・家族の皆さんと向き合う日々を送っています。

仕事を始めた当時は、しっかりとした系統的な教科書といえば洋書の原書しかなく、病棟で日々の様々な症状への対応に右往左往するばかりで、症状緩和がうまくできず、昼夜を問わず駆けずり回る日々を送っていました。

そんな日常の中で、外科医だった頃の疾患に縛られた視点から、人間としての一人の患者さんの生き方に寄り添うケアのあり方に、医療の原点を見るような思いで過ごせる自分に喜びを感じる日々でもありました。患者さんや家族が、前の病院のちょっとした心ないスタッフの言葉に傷つき、ホスピス病棟でのスタッフの優しさに心の傷が癒されていく姿、そのようなホスピスケアの持つ力に私は魅了されていきました。

医療の現場では、「患者が先生であり、患者に学べ」とよく言われます。しかし実際には、科学の発達は、より客観的なデータをもとにした正確な治療のあり方が求められています。病気の治療が全面的に重要な局面では、データはとても大切な評価の指標となります。例えば、抗がん剤治療中の患者さんに頻回に採血検査を行うのは、抗がん剤の副作用で白血球が減少してしまうことがあるためです。その結果、肺炎を起こしてしまうなど、時として致死的な結果に繋がる危険があるため、頻回なデータ収集は治療を安全かつ確実に行うためには不可欠なものなのです。

その一方で、病気を持った人は、病気だけではなく社会で生活していくための様々な問題を抱えながら生きていかなければなりません。「患者に学ぶ」という医療の基本が、高度に専門化された治療の現場では、時として忘れ去られている現状がありますが、緩和ケアは病気を持った「人」を看るという視点を示す医療の基本であると思っています。

人を看る視点は、思うほどたやすいものではありません。多くの患者さんと接する中から少しずつ実感として身につけていく時間がかかるものです。そんな中で出会ったのが正岡子規の随筆『病牀六尺』[1]でした。子規は当時、死に至る病と恐れられていた結核にかかり、三五歳という短い生涯を閉じています。

この随筆は新聞『日本』に明治三五年五月五日から子規が亡くなる二日前まで連載され、死と向き合う人の嘘偽りのない心情を余すことなく表現し、病による苦痛・煩悶、果ては号泣するほどの苦しみにもかかわらず、ふと感じる日々の生活の中での喜びや楽しみを、ユーモアをもって記されています。さらに、人生を賭して取り組んでいた近代俳句創出への熱い思いも書き綴られています。子規の文章は、死と隣り合わせで過ごしている人間でなければ感じることができない、生きること、死ぬこと、日々生活することの素直な思いが余すことなく表現されているもので、ホスピスケアを学ぶ者として終末期ケアにおける貴重な記録であると考えています。

私は、ホスピスケアという視点からこの『病牀六尺』を読み解くことで、生きる力へのヒントやケアする者への寄り添う力になることを期待してやみません。

子規と結核

では、『病牀六尺』をひも解いてみましょう。

「病床六尺、これが我世界である。しかもこの六尺の病床が余には広過ぎるのである。僅かに手を延ばして畳に触れる事はあるが、蒲団の外へまで足を延ばして体をくつろぐ事も出来ない。甚だしい時は極端の苦痛に苦しめられて五分も一寸も体の動けない事がある。苦痛、煩悶、号泣、麻痺剤、僅かに一条の活路を死路の内に求めて少しの安楽を貪る果敢《はか》なさ、それでも生きて居ればいひたい事はいひたいもので、毎日見るものは新聞雑誌に限つて居れど、それさへ読めないで苦しんで居る時も多いが、読めば腹の立つ事、癪にさはる事、たまには何となく嬉しくてために病苦を忘るるやうな事がないでもない。……病人の感じは先づこんなものですと前置きして……」

第一回の書き出しです。子規は明治三五年九月一九日に亡くなっていますが、『病牀六尺』はその年の五月五日に連載を開始しているので、子規の人生の最後の四カ月余りを記録したものとなります。書き出しの「病床六尺、これが我世界である」からイメージすると、子規は畳二枚程度の空間で生活していたことになります。トイレは別としても、食べること、寝ること、人と会うことなど、生活のほとんどを畳二畳の中で過ごしていたことになります。このような身の上になったのは、子規が結核にかかったことによりますので、まず結核から話を始めましょう。

記録によると[2]子規は明治二二年五月、二一歳で喀血し、肺結核と診断されています。当時の結核と公衆衛生事情について見てみると、肺結核は明治期の近代化の波に乗って都市部で爆発的に流行しています。当時、肺結核は肺病と呼ばれていましたが、明治一五（一八八二）年、コッホによって結核菌が発見され、肺病が結核菌によって発病することが証明されました。明治三七年に「肺結核予防ニ関スル件」の内務省令が出され、結核が喀痰により伝染するという当時の学説に基づき、公衆の集まるところには痰壺を置き、痰の消毒を行い、結核患者が居住した部屋、使用した物品は消毒するように決められています。[3]
子規は明治三五年に亡くなっているので、省令に基づく感染対策の徹底が行われる以前に自宅療養をしていたことになり、一般市民に流布する知識の中で療養していたと想像されます。日本における人口動態統計は明治三一年に「戸籍法」が制定され、その翌年から全国統計が始まっていますが、子規が亡くなった明治三五年頃の死亡順位を見ると第一位が肺炎、第二位に結核、第三位が脳血管疾患となっています。子規が発病した当時の一般の人たちの肺結核に対する恐れの統計的な根拠がなかったとしても、死に至る病として認識されていたことは想像に難くありません。
子規は本名を常規《つねのり》といいますが、明治二二年に喀血し、その翌年の随筆『筆まかせ』第二編明治二三年の部「雅号」[4]に「去歳春喀血せしより子規と号する故」という記述があります。子規とはホトトギスの異称で、ホトトギスは口の中が赤く鳴いている姿があたかも血を吐いているように見えることから、自分自身の身の上をホトトギスの姿に映したものと思われます。実際に子規は喀血したときに「卯の花をめがけてきたか時鳥」、「卯の花の散るまで鳴くか子規」などの句を詠んでいます。不治の病で先行きを覚悟した子規の思いと、本名との重なりで子規と雅号した子規のその後の人生が見えてくるような重みを感じます。

脊椎カリエス

『病牀六尺』の第一回の書き出しにもあるように、子規は畳二畳ほどの広さで生活のすべてを過ごしています。ほぼ寝たきりの生活であったと想像されますが、このような身の上となる病状は、子規が肺結核から脊椎カリエスへと病状が進行していたことによります。ここで、脊椎カリエスについて少し詳述してみましょう。

結核は飛沫感染によって肺へ結核菌が入ることによって発症しますが、局所のリンパ節を経由して血中に菌が流入し、全身の臓器に広がることがあります。脊椎カリエスは結核性脊椎炎のことで、結核菌が脊椎（主に胸椎、腰椎）に到達し、脊椎骨の破壊、周囲へ膿瘍形成をきたす病態です。

抗結核剤がなかった時代は結核の病変が進むに任せるのみになります。椎体の破壊や脊髄神経の障害による麻痺や痛みなどの身体機能の低下は、子規の日常生活をとてつもなく不自由なものにしてしまったことでしょう。この状況を「病床六尺、これが我世界である……」と、生活の広さ、いや、人生の広さを言い切る文人子規の真骨頂と言える書き出しであります。さらに椎体の破壊や脊髄神経の刺激による痛みは断末魔の叫びと言えるほどの苦痛であったようで、「甚だしい時は極端の苦痛に苦しめられて五分も一寸も体の動けない事がある。苦痛、煩悶、号泣、麻痺剤、僅かに一条の活路を死路の内に求めて少しの安楽を貪る果敢なさ、……」と文章は続きます。

脊椎カリエスは流中膿瘍といわれる脊椎病変部の膿《うみ》が、筋肉や組織の間を伝って骨盤内や背部に膿瘍を作り、あげくには皮膚を突き破って膿が流れ出し、毎日、傷の処置が必要となり、さらなる日常生活の制限へと繋がることになります。

流中膿瘍による皮膚の瘻孔《ろうこう》については、日々の闘病を記録した『仰臥漫録』[5]に記述があり、その酷さが克明に残されています。

「明治35年3月10日　月曜日　晴　日記のなき日は病勢つのりし時なり……　8時半大便、後腹少し痛む　同40分　麻痺剤を服す　10時　繃帯取換にかかる　横腹の大筋つりて痛しこの日始めて腹部の穴を見て驚く　穴というは小き穴と思いしにがらんどなり　心持悪くなりて泣く」

子規の苦痛、煩悶、号泣が聞こえてくるような切ない文章です。動けない、痛い、煩悶という八方塞がりの状態にもかかわらず、子規は『病牀六尺』の第一回の書き出しの中で、

「それでも生きて居ればいひたい事はいひたいもので、毎日見るものは新聞雑誌に限つて居れど、それさへ読めないで苦しんで居る時も多いが、読めば腹の立つ事、癪にさはる事、たまには何となく嬉しくてために病苦を忘るるやうな事がないでもない。……」

と綴り始めている子規の人間力には、恐れ入るとしか言いようがありません。『病牀六尺』を読み進める中で、子規の命の叫びをさらに少しずつひも解いていくことにしましょう。

脊椎カリエスの痛み

脊椎カリエスで不自由な生活を強いられる中で、とりわけ痛みは子規にとって死ぬ以上に苦しい症状でした。壮絶な子規の苦しみの叫びが第三九回（六月二〇日）に詳述されています。

「病床に寝て、身動きの出来る間は、敢て病気を辛しとも思はず、平気で寝転んで居つたが、この頃のやうに、身動きが出来なくなつては、精神の煩悶を起して、殆ど毎日気違のやうな苦しみをする。この苦しみを受けまいと思ふて、色々に工夫して、あるいは動かぬ体を無理に動かして見る。いよいよ煩悶する。頭がムシヤムシヤとなる。もはやたまらんので、こらへにこらへた袋の緒は切れて、遂に破裂する。もうかうなると駄目である。絶叫。号泣。ますます絶叫する、ますます号泣する。その苦《くるしみ》その痛《いたみ》何とも形容することは出来ない。……もし死ぬることが出来ればそれは何よりも望むところである、しかし死ぬることも出来ねば殺してくれるものもない。……誰かこの苦を助けてくれるものはあるまいか、誰かこの苦を助けてくれるものはあるまいか」

痛みの酷さが生々しく伝わってくる子規の告白です。

子規が苦しめられた痛みは、脊椎骨の破壊と脊髄神経が刺激されることによって起こる痛みで、絶え間なく押し寄せてくる慢性の痛みと体動時の激痛が入り混じったものであったと想像されます。二畳ほどの狭い生活空間の中で、食事をするにも起きたり寝たりと身体を動かすことは必要なことで、食べれば用足しも必要となります。身体を動かすたびに腰や下肢の痛みが激痛として押し寄せたに違いありません。眠りという安息の中にも、寝がえり一つで激痛の苦しみに苛まれたことが容易に想像できます。

脊椎カリエスによる想像を絶する痛みは、苦痛からの解放を願って死を望むほどのものであったことが子規の記述から切々と伝わってきます。この記述は明治三五年六月二〇日に記されたものですが、明治三四年一〇月一三日に記された『仰臥漫録』の中に、痛みの極致を体現していた子規の煩悶が吐露されています。

すでに八カ月前に痛みの極みに達していた子規が、どのようにして激痛への対処をしていたのか、日々の生活をどのように過ごしていたのか、子規が書き記していた日々の生活の様子の中に、私たちが死と向き合うときの知恵として何か学ぶべきものがあるように思われます。さらにそのヒントを求めて話を進めていきましょう。

まずは、明治三四年一〇月一三日に、『仰臥漫録』に記された痛みの極致を体現していた子規の煩悶の吐露を紹介します。「古白曰来（こはくいわくきたれ）」の文字と一緒に、小刀と千枚通しの錐の挿絵が入った記述です。

「今日も飯はうまくない　昼飯も過ぎて午後二時ごろ天気は少し直りかける　律は風呂に行くとて出てしまうた　母は黙つて枕元に坐つて居られる　余は俄に精神が変になつて来た『さあたまらんたまらん』『どーしやうどーしやう』と苦しがつて少し煩悶を始める……」

とあります。子規は門下生の阪本四方太《しほうだ》にすぐに来てくれるよう、母に「キテクレネギシ」の電信を頼むのです。さらに記述は進みます。

「さあ静かになつた　この家には余一人になつたのである　余は左向きに寝たまま前の硯箱を見ると……二寸ばかりの鈍い小刀と二寸ばかりの千枚通しの錐とはしかも筆の上にあらはれて居る　さなくとも時々起らうとする自殺熱はむらむらと起こつて来た……この小刀でものど笛を切断出来ぬこともあるまい　錐で心臓に穴をあけても死ぬるに違ひないが長く苦しんでは困るから穴を三つか四つかあけたら直ぐに死ぬるであろうかと色々に考へて見るが実は恐ろしさが勝つのでそれと決心することも出来ぬ　死は恐ろしくはないのであるが　苦が恐ろしいのだ……今日もこの小刀を見たときにむらむらとして恐ろしくなつたからじつと見てゐるとともかくもこの小刀を手に持つて見ようとまで思ふた　よつぽど手で取らうとしたがいやいやここだと思ふてじつとこらえた心の中は取らうと取るまいとの二つが戦つている考えて居る内にしやくりあげて泣き出した　その内母は帰つて来られた……」

古白とは子規の母方のいとこで、ピストル自殺をして命を落としています。挿絵の「古白曰来」とは、古白が自分のところへ来いと呼んでいる声だったのでしょう。明治三四年一〇月一三日、子規の痛みは極みに達しているように見えます。

麻痺剤

子規は明治三四年一〇月一三日の『仰臥漫録』に痛みの極みを告白し、明治三五年六月二〇日の『病牀六尺』にも「誰かこの苦を助けてくれるものはあるまいか、誰かこの苦を助けてくれるものはあるまいか」と煩悶するのですが、ずっと痛み苦しみ続けたわけではなく、麻痺剤を使うことで痛みの緩和を図っています。この麻痺剤の服用をいつ頃から開始しているのか、はっきりとした時期はよくわかっていません。さらに、麻痺剤の種類についてですが、一般的にモルヒネを使っていたことが知られていますが、和田克司氏が二〇〇五年の俳文学会第五七回全国大会において、「正岡子規について」というテーマで講演された記録に麻痺剤の種類と開始の時期について紹介したものがあります。[6] 貴重な記録です。この和田氏の講演記録をもとに、子規がたどった疼痛緩和の流れを見てみることにします。

弟子のひとりである森田義郎が短歌集「心の花」に明治三五年一月一四日の記録として麻痺剤について記録を残している。

「小子今まで見たうちにて一番痛苦の容体に見受け申候、尤も昨夏以来イタミの休みなく夕景に及んで抱水クロラール小量を用ゐこれにて一時間ばかりはイクラか痛苦を忘れ話の一口も仕度くならるるといふ例なるに……」

との記載があります。抱水クロラールが痛み止めとして子規の疼痛を緩和していた貴重な記録です。抱水クロラールは一八三二年にドイツで作られた薬で、当時は催眠剤として使われていました。現在も使用されている薬剤です。使用範囲は限定的で、小児科領域における検査時の鎮静、催眠、けいれん発作時に座薬として用いられています。子規の使用の時期は、昨夏以来との記載から明治三四年夏頃から使用していることが窺えます。さらに、

「この麻痺剤は昨年の夏の末ひどくいたまれてより常に用ゐられ、昨年末頃には服薬しコップを下に置くや否やイタミを忘れて談笑せられある時は、僕は一日の中でこの瞬間がなかったならばもー絶望だ……」

と記述が続いています。抱水クロラールが痛みを和らげる効果を実感し、激痛の中で生きていく辛さから、一時でも解放された子規の安堵の声が胸に響いてくる記述です。しかし、抱水クロラールはもともと催眠剤として使われていたもので、痛み止めとしての効果は弱かったと

想像されます。また痛みからくる心の苦痛が催眠作用で弱められることによって鎮痛効果が出ていたものと推察され、したがってその効果は持続的ではなかったと想像されます。記述はさらに続き、

「この間も露月がたえず其薬をのむのはわるいといふてきたが、今となつてはいるとか悪いとかいつてをられる時でない只瞬間でもこの苦痛を忘れさへすればいいのだからなどと申されしに今や其薬も効なく二六時中只一秒ときも苦を忘らるることかなはず、涙を流してウメかれ申候……」

と、抱水クロラールの効果が見られない激痛にあえぐ子規がそこにはいます。

文中にある露月とは石井露月のことで、文学を志し子規の指導のもとにその才を磨いていましたが、志を医師に変え、故郷の秋田で開業の傍ら子規との交流も深めていました。医者の立場から露月は、麻痺剤による鎮痛には反対の考えを持っていたようで、左記のような記述が見られます。子規は苦痛の煩悶から生きることの辛さを叫び、露月は医師の立場から生きることを最後まで願う思いが往復書簡に残されています。短歌集『俳星』に明治三五年二月の記録として子規の書簡が紹介されています。

「百年ノ苦痛ハ一日ノ快楽ニ如カズ　長生シテ何ニナル　誤解々々　此頃ハ麻痺剤ノキ、ガワルクテコマル　皆ガ僕ノ長生ヲ賀スルカラ愈困ル　翌死ヌル者ト思フテクレタラ今少シ楽ガ出来ルダラウテ」

それに対して露月は、

「長生シテ何ニナル。成程苦痛の百年何にもならぬが、されバ死ンで何になるか、ア、これでセイセイした、先刻までの苦痛は何所へやら杯と思ふ事の出来るものならよけれど、さうでない以上ハ死ンだところでツマラヌ話に候。……人間であつたものが人間にはあらで、蒼白い、ツメタイ物が横はる、声もない葬れば容もない、さびしい心細い感じは無分別に起り候。これは小生が死体検案をする時いつも起す感じに候。……苦痛は苦痛で悲しく候へども、長生は長生で芽出度候。小生は大兄の苦痛を見ること大兄の死を見るよりはイクラ軽いか知れず候、即ち一日死延びて一日の慶と存じ候。……イクラ患者及家人の請求あつても瀕死の苦痛を去り安々と往生を遂げさせたいとてモヒの注射を多量にやる様なことは夕ゞの医者でもせざる事に候、……以上、小生一個の感慨に過ぎざるか知らねど、兎に角苦痛をこらえ長生専一と奉存候」

苦痛に耐えて一日でも長く生きてほしいと願う露月の思いは、現代の緩和ケアの考えからすると真反対の薬の認識ではありますが、当時としては当たり前の考え方であったものと想像されます。この手紙に対して子規は、

「他人デサヘソレ程死ナセタクナキモノヲ何デ自分ノ命ガ惜クナウテタマルモノカ　其大事ノ大事ノ命モイラヌ　ドウゾ一刻モ早ク死ニタイト願フハヨクヨクノ苦痛アルト思ハズヤ君ガ僕ノ長生ヲ喜ブハ君ノ勝手ナリ　僕ガ僕ノ長生ヲ悲ムハ僕ノ勝手ナリ　君ハ頻リニ死ノ悲ムベキヲ説ケドモ其悲ムベキ死ヲ喜ブ所ノ僕ニハ何ノ効力カアルべキ……叫喚大叫喚ノ曲を聴キニ来タマヘ」

と地獄の苦しみに等しい苦痛の叫びを送っています。子規が麻痺剤として抱水クロラールを使い始めたのが明治三四年夏頃で、その年の一二月頃には効果が見られにくくなり、苦痛にあえぐ日々を送っていた状況がこの書簡記録から胸がえぐられる思いで伝わってきます。その後の明治三五年三月の高浜虚子から露月へ宛てた書簡に、

「モヒの頓服モ多き時は四回迄に上り候。朝起きるより夜寐る迄、激しき時は夜中も、唯煩悶に煩悶を重ねられ如何トモ致し方ナク僅にモヒの頓服を命と致サレ候。……子規君の話に、モヒを飲むが今にては何よりの楽しみなり。……」

という記載があります。明治三五年三月頃からモルヒネの服用が始まったことが推測され、モルヒネの効果を実感し、痛みからの解放を喜ぶ子規の心持ちが伝わる記述です。闘病記の一つである『仰臥漫録』は明治三四年一〇月二九日でいったん終了し、翌年の明治三五年三月一〇日より記録が再開されていて、記録の内容は日々の暮らしぶりを綴る内容ではなく、モルヒネの服薬日記の体裁の記録となっています。

明治三四年一〇月から明治三五年三月までの『仰臥漫録』の空白の期間は、既述した内容で窺い知れるように、自ら死を望むほどの地獄の苦しみにも等しい痛みとの戦いと、モルヒネの使用により痛みから解放され、人間らしい正岡子規を取り戻した時期までの「痛み地獄」から生還した子規の記録と言えましょう。

モルヒネについて

モルヒネのもとであるアヘンはケシの実の汁を乾燥したもので、その歴史は古く紀元前三〇〇〇年以上前にメソポタミアでケシが栽培され、古代エジプト中期にはアヘンが鎮痛薬として使われていた記録が残されています。その後は痛み止めや下痢止めとして使われていましたが、中毒を起こしてしまうという薬の性格から社会問題となる薬でもあり、一八四〇年にアヘン戦争と呼ばれる英国と清国との戦いにまで発展した歴史を残しています。戦争まで引き起こしてしまうほどの薬ではありますが、モルヒネがアヘンから純粋な形で抽出されたのは一八〇六年で、治療薬として医療の現場で忘れ去られることなく長きにわたって使用されている稀有な良薬であると私は思っています。

日本におけるモルヒネの治療薬としての使用の記録は、月澤美代子氏[7]によると、『順天堂医事雑誌』の一八七六（明治九）年三月刊行の巻五に、舌内皮癌割出治験において「止痛薬ヲ与フ、モルヒネ　四分瓦ノ一、甘草末十瓦、右散為三包分服」とあります。術後の疼痛のためにモルヒネを使用した記述です。

この時期にモルヒネの内服が行われていた記録は、子規においても鎮痛薬としてモルヒネの恩恵を受けることができたことの証左となりましょう。子規は東京・根岸で療養をしていたので、松山での療養であったならば当時の医療事情から考えるとモルヒネの恩恵に浴することができたかは、筆者としてあずかり知らぬところでもあります。

次に、現代におけるモルヒネの鎮痛薬としての位置づけについて触れておきます。モルヒネは麻薬であるがために、使用上の注意や管理においての法的な規制がある薬剤で、臨床の現場では、近年まで頻用される薬剤ではありませんでした。モルヒネの位置づけを変えたのは、近代ホスピスの母と呼ばれる英国の医師シシリー・ソンダースと言っても過言ではありません。彼女は一九六七年に現在のホスピスケアの原点というべき聖クリストファーホスピスの創設に携わった人で、彼女はその当時、がんの終末期患者が病室の隅に追いやられ、人としての尊厳もなく痛み苦しみながら死を迎える現状を憂い、モルヒネを積極的に使うことでがん性疼痛の治療を提唱した人です。

英国では一九五〇年代にブロンプトンカクテルと呼ばれるモルヒネにアルコールやシロップを混ぜた水薬が開発され、シシリー・ソンダースも実地で多用していました。日本ではモルヒネ水という名前で、各施設が自前で調合し使用していた時代があり、現在市販されているモルヒネ塩酸塩内用液剤（商品名オプソ）の原型となります。

シシリー・ソンダースが起こしたホスピス運動は全世界へ広がり、一九八六年に世界保健機関（ＷＨＯ）は「がんの痛みからの解放」を発表し[8]、その中で「ＷＨＯ方式がん疼痛治療法」において、医療用麻薬であるモルヒネを積極的に使うことを提唱しています。その当時、医療者の中にはモルヒネを積極的に使う考えはなく、ＷＨＯによる緩和ケアの推進はがんの痛みで苦しむ患者さんにとって、まさに福音となる画期的な出来事でありました。

モルヒネは一八〇〇年代に登場した歴史が古い薬で、様々な臨床治験が積み上げられてきたであろうと想像されるにもかかわらず、がん性疼痛治療薬として日の目を見ることになったのは、この一九八六年のＷＨＯの提唱がきっかけであり、実に最近まで積極的に使われなかった薬物です。その要因としてモルヒネは麻薬であってその取扱いに注意がいることと、いわゆる「麻薬中毒」という問題が大きな壁になっていたものと思われます。

しかし、科学はありがたいもので安全に使うための方策をちゃんと示してくれる力がありま す。痛みを有する患者さんにおいてモルヒネは、適正に使用すればいわゆる麻薬中毒といわれる精神依存は起こりにくいことが証明され、安全に使える薬として臨床の現場で頻用されるようになっています。モルヒネを含む他の医療用の麻薬は飲み薬や貼り薬、坐剤、注射剤など、様々な剤形が開発され、患者さんの病状・病態に合わせて適切に痛みをとるための治療が行えるように工夫されています。ほぼとれない痛みはないと言っても過言ではないほど、疼痛治療は進歩を遂げている領域になっています。

子規のモルヒネ内服

子規がモルヒネの服用を始めたのは明治三五年三月頃と推測されますが、服用の状況を随筆『仰臥漫録』に克明に記しています。『仰臥漫録』は明治三四年九月二日から記載が始まり、一〇月二九日の記録でいったん中断し、明治三五年三月一〇日から記述が再開しています。服薬の記録は明治三五年三月一〇日から始められていて、冒頭に「日記のなき日は病勢つのりし時なり」と記されています。『仰臥漫録』の明治三四年一〇月三〇日から明治三五年三月九日までの空白が、疼痛による生活自体の苦痛・煩悶が窺い知れる期間に思え、モルヒネの鎮痛薬としての意味が感じられる空白期間です。

服薬記述は三月一〇日から始まり三月一二日でいったん止まっています。その後は空白期間があり、六月二〇日より「麻痺剤服用日記」と子規自ら記載して七月二九日まで毎日の服用状況が記録されています。一日に一～二回服用されていて、この期間で多いときに一日三回の服用が二日あり、服用しない日が二日のみで毎日服用していた様子が残されています。その後の服薬状況の記録は見当たりませんが、記録から想像すると毎日服用していたものと推測されます。モルヒネの服用が子規の生活の質を維持するのに大きな働きをしていたものと思われる記述が『病牀六尺』の第八六回（明治三五年八月六日）に見られます。

「このごろはモルヒネを飲んでから写生をやるのが何よりの楽しみとなつて居る。けふは相変らずの雨天に頭がもやもやしてたまらん。朝はモルヒネを飲んで蝦夷菊《えぞぎく》を写生した。……午後になつて頭はいよいよくしやくしやとしてたまらぬやうになり、終《つい》には余りの苦しさに泣き叫ぶほどになつて来た。……余り苦しいからとうとう二度目のモルヒネを飲んだのが三時半であつた。それから復《また》写生をしたくなつて忘れ草（萱草《かんぞう》に非ず）といふ花を写生した。……とかくこんなことして草花帖が段々に画き塞がれて行くのがうれしい」

と綴っています。モルヒネによる疼痛緩和は十分な剤形の多様性がなかった明治のこの時代であったにもかかわらず、子規の子規らしい生活の質を保つ働きを十分にしていたことが窺えます。この記述は亡くなる四〇日ほど前の記述であることを思うと、まさに明治期における在宅緩和ケアの実践記録と言えましょう。

悟りとは

「余は今まで禅宗のいはゆる悟りといふ事を誤解して居た。悟りといふ事は如何なる場合にも平気で死ぬる事かと思つて居たのは間違ひで、悟りといふ事は如何なる場合にも平気で生きて居る事であつた」

『病牀六尺』第二一回（明治三五年六月二日）の記録です。前述しましたが、子規は明治二二年五月に喀血し、子規と雅号しています。啼血《ていけつ》の鳥と言われるホトトギスになぞらえて子規と名乗るようにした思いは、当時不治の病と恐れられていた肺結核にかかってしまったという漠然とした不安感が、本名の常規を子規と名乗らせたのではないかと考えています。子規は明治二八年三月に日清戦争従軍記者として中国へ渡り、帰路の五月に船中で大喀血をし、神戸で入院療養の後保養のため八月に故郷松山へ帰っています。皆さんもご存じの夏目漱石が下宿していた愚陀仏庵へ身を寄せることになるのです。

神戸での療養中の明治二八年七月に内藤鳴雪（子規に俳句の手ほどきを受けた俳人）に宛てた手紙に結核を患った不安を吐露しています。[9]

「自分は死ぬると迄は思はざりしが、医者さへ気遣ひしと聞て、今更夢のやうに覚えて半ばうれしくなかば恐ろしく、はては老耄人の如くつまらぬ事に心配致候やうに相成候。……それにくらぶれば入院当時の勇気は我ながらえらきものにて、看護一人さへあれば畳の上に死ぬるには十分なりと定め……それを思へば今の老耄は実に恥かしく存候、……。今日の如き無気力にては、此後たとひ何年生きたりとも何事も出来申間敷候。此点よりいふも長く田舎に閑居して遊び居るは却て悪しく、矢張矢張都門に住みてはげしき競争の風に吹きまはさるゝ方が元気づくべきやと存候」

鳴雪への手紙は、愚陀仏庵へ居候する前、帰国後に須磨の保養施設で療養中に綴られたもので、子規にとって死を予感させるほどの強い不安を抱かせた出来事であったと想像できます。そんな先行きが不透明な状況の中で弱音を吐かず、いつ死んでもよいと啖呵を切って見せたものの、無気力に生きるより切磋琢磨して、我がなすべきことに日々邁進したい子規の生きることへの強い思いが伝わってくるようです。明治二八年一〇月、根岸の家へ戻る頃に腰痛の訴えが見られるようになり、明治二九年三月には痛みが脊椎カリエスによるものと判明し、いよいよ寝たきりの生活が始まるのです。明治三四年一〇月一三日の『仰臥漫録』の記述（前出）は、激痛の苦しみから逃れることができるのであれば、いっそひと思いに死にたいと願いつつ、死ぬこともできない自分に煩悶・号泣したことを記しています。

子規の悟りの言葉は、肺病を得たときから脊椎カリエスの激痛の中で命と向き合う子規の生きざまそのものを表したものであると言ってよいでしょう。どんな状況下にあっても命尽きる最期まで生ききることを覚悟した子規の強い意志を示した言葉で、子規の人生のあり方を高らかに宣言した言葉と思えるのです。この悟りの言葉の記述には続きがあって、三行の禅問答が記載されています。この記述に子規の高らかな宣言の境地が表れていると思えるので少し触れてみましょう。

「因みに問ふ。狗子《くし》に仏性ありや。曰、苦。
また問ふ。祖師西来の意は奈何《いかん》。曰、苦。
また問ふ。……。曰、苦」

最初の二行は中国宋代の公案集、いわゆる禅問答集の一つである『無門関[10]』から取ったものと思われます。『無門関』は無門慧開《えかい》（一一八三～一二六〇）が禅を極めるために希代の禅僧たちが問うて来た禅問答を選りすぐって一書にまとめたもので、最初の二つの問答は唐代の趙州禅師の禅問答です。原典は以下のように記されています。

「趙州和尚、因みに僧問う、『狗子に還って仏性有や』。州曰く、『無』」

ある僧が趙州和尚に「犬にも仏性がありますか」と問うたところ、趙州和尚は「無」と答えた、という禅問答です。この問答は『無門関』の最初の問答として取り上げられたもので、この「無」とは、犬に仏性があるとかないとかを問答するのではなく、ただひたすら「無」と取り組めという禅宗の本質を説いた教えです。しかし、子規は「苦」と帰結しています。「苦」を受け入れて「いついかなる時も生きることである」とする子規の悟りの境地を感じるのです。脊椎カリエスによって絶叫・号泣・煩悶するほどの苦しみすべてを受け入れること、すなわち生きることそのものが苦しみと向き合うことであるとする子規の悟りの言葉ではないかと思うのです。

二つ目の禅問答は、「祖師西来の意は奈何」と問われ、原典は「庭前の柏樹子」と答えています。内容は「達磨大師がはるばるインドからやってこられた意図は何ですか」の問いに、趙州和尚は庭を指さして「あの柏の樹じゃ」と答えた問答で、達磨大師がインドからはるばる来た意図はこれこれであると説明することもできないし、説明したところで本質は伝わらない、説明を聞いてしまうとやはりその本質を見失ってしまうかもしれない、ただただ庭に植わっている柏の樹のように無心の境地になることが大切であると教えています。この問答の本質は、禅とは何かの問いであり、子規は「苦」と結び、生きることは「苦」であり、その「苦」すべてを受け入れようとする子規の悟りの言葉として受け止めることができるのではないかと思えるのです。

二つ目の問答では、子規は如何なる問いにもすべて「苦」と結び、禅宗の教えの境地は「苦」であり、「悟りといふ事は如何なる場合にも平気で生きて居る事であつた」と記す、子規のまさに「悟り」を補足するに足る子規禅師の禅問答ではないかと思った次第です。子規は、その後の『病牀六尺』の記述の中にも煩悶・絶叫・号泣を繰り返しながら、六尺というとてつもなく狭い病床にあって思索という無限の広がりの中で日々過ごしていくのですが、これが「苦」から解放される三カ月余り前の悟りの言葉なのです。

ホスピスケアの現場で、自分の病名・病状を理解されている方の多くが、「死は怖くありません。しかし苦しみながら死ぬことだけは避けたい。どうか苦しみを少しでもとって楽に逝かせてください」と語られます。人間のすごさをいつも感じる言葉です。人は死を予感し、死と向き合わざるを得ない状況に置かれると命の終わりを覚悟する力があることを実感します。しかし、身体に苦痛を伴わない自立した状況のときの言葉でもあります。現実として死が間近に迫ってきていることを実感すると、多くの方は心が揺らぎ、心の苦しみを訴えられます。緩和ケアに造詣の深い医師であった患者さんやお寺のお坊さんであった患者さんでも、「そういうお話をもうしないでください」と深い話を拒否する方がいらっしゃいました。誰しも死ぬこと、死について考えること自体が苦痛だというのが素直な感情であると思います。誰一人として帰って来たことがないあの世への旅立ちのための心得、そのことが「悟り」ではないかと思っています。

いざ「死」を目前にして悟ることができるのか。私は「悟り」とは「覚悟と希望」ではないかと考えています。死にゆく自分と向き合うには命の終わりを受け入れる「覚悟」が必要です。先にも触れたように、人は死を目前にすると必ず心が揺れるもので、「覚悟」して死に至るまで平気でいられることは不可能とも思えるのですが、日々を過ごしていく中での「希望」が「覚悟」を支えているのだと思っています。

私が考える「悟り」とは「一度の覚悟と、毎日の希望」ですが、それを『病牀六尺』から読み解くことができます。悟りについて、子規の言う苦という言葉で覚悟が記され、希望とは短詩形革新運動の飽くなき追求だと思うのです。

子規が日々の生活の中での出来事を『病牀六尺』の中で綴るという作業は、モルヒネというカリエスの激痛を和らげる薬の存在抜きには考えられないと思います。さらには母・八重や妹・律の献身的な家族や、子規を取り巻く様々な人たちの支えがあったことはもちろんのこと、「覚悟と希望」を持てることが、子規を支える力であり、ホスピスケアの本質だと思うのです。

子規にとっての生きる「希望」

子規は幼少の頃から、外祖父で儒学者であった大原観山から漢文の教えを受け、中学入学後は河東《かわひがし》碧梧桐《へきごとう》の父である河東静渓《せいけい》に漢詩を習い、仲間と詩の優劣を競う闘詩に興じていました。その後、上京し東京帝国大学への入学を果たし、その間に河東碧梧桐、高浜虚子、夏目漱石など、子規の人生を左右するような多くの人との出会いの中で人脈を広げていくことになります。その人との交流の広がりは、俳句や短歌・小説などの文学創作が原動力でした。

子規は東京帝国大学予備門在学中の一八歳頃から俳句を作り始めたと記録されています。漢詩、俳句、和歌などに生い立ちの中で自然な形で親しみ、創作活動を模索していましたが、帝国大学文科大学哲学科へと進み、ハーバード・スペンサーの文体論に大いなる影響を受けています。『筆まかせ抄』[11]に「スペンサー氏文体論」についての一文を記していますが、スペンサーの「最簡単ノ文章ハ最良ノ文章ナリ」という主張に大いに影響を受けつつ、文章の最後を「余は実に雲霧茫々の中に彷徨しつつあるものなり」と締めくくっています。子規の文学創作の方向性が、徐々に短詩形革新運動への道に繋がる萌芽期であったと思われます。

明治二一年には、『七艸集《ななくさしゅう》』（七草集）という、秋の七草を見出しにした異なる七つの文体

（漢文、漢詩、和歌、俳句、謡曲文、評論文、随筆集）でまとめ上げています。河東碧梧桐は随筆『子規を語る』の中で、子規の文学への情熱を生き生きとした言葉で記しています。

「美文、小説、詩、和歌、発句、今様、都々一、何でも来いといった風に、各種各様の創作を網羅したものだった。持ち重りするほど厚みのある草稿だったが、私はまずその書体の秀麗なのに打たれてしまった。……子規という人が、人間的にも、詩人的にも、また社会的にも、完成した一人格者となった前時代のものであり、その修養期のものであり、同時に子規の大事業の捨て石でもあった。ともかく燃え上らんとする叡智と、開き始めんとする情熱とが、制御しきれない奔放な勢いで、口をつき、筆に任して煥発したものだ」

このように、その当時の子規の文学創作にかける思いが地下のマグマの噴出のようなとてつもないエネルギーとして描かれています。その後、子規は念願であった小説『月の都』を明治二五年に書き上げていますが、出来栄えを吟味してもらった幸田露伴の評価は、芳《かんば》しくなかったようです。子規は河東碧梧桐へ宛てた手紙に「措書はまず。世に出る事。なかるべし（以上の一行覚えず俳句の調をなす呵々）」としたためているが、碧梧桐は子規の心情を喝破して以下のように記しています。

「『拙書は先ず世に出ることなかるべし』を句の体をなしているなど興がった余裕を見せているけれど、その奥底には絶望的な悲哀の潜むのを看過することはできない。言うまでもなく幾分の自信を持っていた創作なのであるから、もし露伴が推称の労を惜しまなかったとすれば、子規はこれを出版して世に問う勇気を沮喪《そそう》する所以はなかったからだ。露伴訪問の結果、その期待を抛擲《ほうてき》せねばならなくなった、その当坐の衷情《ちゅうじょう》は恐らく毒を飲むようであったであろう。さも事もなげに、手紙の末尾に出版断念をほのめかしているのは、正直に言えば、子規の負け惜しみであった。煮えくりかえるような腹の中の懊悩を、強《し》いて自制した冷やかな言葉であった」

子規を間近で見ている碧梧桐ならではの率直な描写で、子規の文学にかける思い、特に短詩形文学への思いが、より明確に方向づけられる出来事であったと思います。

子規の文学への思いを一生の仕事として決定づけるのは、やはり「肺病」を病んだことであったと、私は考えています。子規は明治二一年に『七艸集』を執筆し、念願の小説『月の都』を明治二五年に書き上げています。子規の肺病は、その間の明治二二年五月九日の喀血によって始まりますが、当時「死に至る病」として恐れられていた結核にかかったことが、子規にとってどのような思いに至らしめたかを知ることのできる記録が、明治二二年八月に記された『子規子』[12]に詳細に語られています。

『子規子』は、「子規子　子規子ヲ著ハス　啼血始末　血の綾　讀書辯ノ三篇ニ分ツ……」の序文から始まるもので、「啼血始末」「血の綾」「讀書辯」の三つで構成されたものです。

「啼血始末」は喀血した様子を克明に記したもので、閻魔大王が子規を被告に見立てて尋問して答える問答の体裁で綴られています。「死に至る病」である肺病を、自分の人生におけるただならぬ出来事であることを、重く受け止めている子規の覚悟が窺い知れる記録です。ユーモアのセンスにあふれる閻魔大王との掛け合いの形で、面白おかしく書かれている文章は、子規の人間力の大きさが感じ取れると同時に、子規の「悟り」の源泉のようにも感じられます。

「血の綾」は、喀血した夜にホトトギスの句を四〇～五〇ほど詠んだものと言われていますが、記録が現存しておらず詳細は不明です。世に知られている「卯の花をめがけてきたか時鳥」や「卯の花の散るまで鳴くか子規」の句は、「啼血始末」の中に記されているものです。

「啼血始末」の中で、閻魔大王が被告子規に姓名を問う場面があり、子規は子規生という名を用いていると答えていますが、これが「子規」と名乗った最初の記録になります。閻魔大王との問答の中で、喀血の経緯やその後の様子が時間軸で克明に記されているので、子規の喀血の様子がつぶさにわかる貴重な記録と言えるでしょう。一方で、ここまで克明に記しているところに子規の「死に至る病＝肺病」の重みを感じる記録でもあります。また「讀書辯」では、文学にかける思いについて人生を賭してでも取り組もうとする覚悟も記しています。

「讀書辯」は、「啼血始末」の閻魔大王との問答の中で、立ち会い人である赤鬼と被告の子規とのやり取りが記されています。「肺病は安静が第一で身体に無理が来る読書をやめようとしないのはなぜか」との問いに、子規は「讀書辯と題して詳しく心境を記しているので読んでほしい」と答え、赤鬼が朗読する体裁です。

子規は、まず人間の欲望の総量は同じで、食欲・色欲・読書欲などの欲望が、人によってその割合が千差万別であることから話を始め、自分の読書欲によって多少なりとも命に関わることがあっても仕方がないと言い切っています。数年前から、読書欲のため身体が肺病に侵されてしまったことは仕方がないことで、喀血を機に子規と名乗ることになってしまったことは思いもよらないことであった、ただ時期が早まっただけで驚くことでもないと明言しています。

さらに、生涯の目的は一巻でも多くの書物を読み、また一枚でも多くの文章を著すことが願いであり、肺病のために寿命が短くなることで目的が果たせなくなるのが辛いことであると記しています。肺病によって寿命に限りがあることを感じ取っている子規の思いが伝わってくる文章です。

一年廃学することで、五年、一〇年と寿命が延びればよいが、そうでなければ一日たりとも書を読まない日があることが耐えられないと嘆き、一字でも多くの書を読むことが一生の願いであり、この欲望をとることが今の自分にはよくないとはわかっているものの、それが自分の本心であり、わがままであることは十分に承知していると記しています。子規の「死に至る病」で短い寿命を覚悟し、短い生涯の一分一秒を惜しんで文学にかけるという強い意志を感じます。

「がん」という病は、かつて「死に至る病」として重みのある響きがありましたが、医学の進歩によって生存率が向上し、慢性疾患としての認識に少しずつ変化が見られてきています。しかし、かつての「死に至る病」のイメージは完全に払しょくされているわけではありません。「死を予感させる病」であり「死に直面する病」である重みは変わらないでしょう。

緩和ケアは、命に関わるような病にかかった患者さんとその家族が病によってもたらされる身体的な問題や精神的な問題、社会的な問題、さらには霊的な問題といったものを、診断がついたときから認識し、問題解決ができるところは最善を尽くして取り組み、その人らしい生活や人生を送れるように支援することであると定義づけられています。

様々な問題の中で、霊的な問題（スピリチュアルペイン）はその人の存在に関わる問題で、人が人としてそこに存在しているという根本的な問題であり、ある意味ケアを行う上で究極的な対応が求められる問題です。

その人がその人として存在している意味づけは、その人が人生で何を考え、行動し、人生の足跡をどう残してきたのかを振り返り、その中から限られた未来に何をしたいかという明確な「希望」と、「希望を具体的に実現するための行動のあり方」が明確になることが、今後の生き方のヒントになるのではないでしょうか。

子規は「肺病」という病を得たことで「死を予感させる病」と出会い、将来の寿命に限りがあることを受け入れざるを得ない状況を否応なく押し付けられました。明治二二年五月九日の喀血という出来事が、子規にとっての「希望」や、もっと明確な「人生の目的」を触発したのだと考えています。そして新聞『日本』の社長である陸羯南《くがかつなん》と出会い、子規にとっての「人生の目的」である短詩形革新運動の実現に向けての経済的な基盤と同時に終生の縁を得ます。

『病牀六尺』という随筆が、亡くなる四カ月前から新聞『日本』に毎日連載され、「死に直面する病」として日々の子規の存在の意味を問いかける記録となるのです。

子規が書き残した「悟りといふ事は如何なる場合にも平気で生きて居る事であつた」と言い切る中で、生きることを実践する日々が送れたのだと、私は思っています。

『病牀六尺』から読み解く最期の希望とは

『病牀六尺』執筆の頃の子規の病状と思い

前述しましたが、『病牀六尺』は新聞『日本』へ連載された子規の随筆で、明治三五年五月五日から亡くなる二日前の九月一七日まで四ヵ月あまりの期間、ほぼ休むことなく一二七回の連載を続けたものです。ここでは、『病牀六尺』の連載が開始となる少し前の明治三四年末からの子規の病状を今一度振り返り、『病牀六尺』にかける子規の思いを見ることにします。

明治三四年一二月一五日『ホトトギス』消息欄に碧梧桐が子規の様子を残しています。[13] 病状が進行し、痛みによる苦悩・煩悶は、そばで看ていても想像を絶するほどのものであり、誰かがそばで子規の病苦を慰労する必要があると考えて、伊藤左千夫、香取秀眞《ほつま》、岡麓《ふもと》、赤木格堂、寒川鼠骨《そこつ》、高浜虚子が午後から深夜まで交代で付き添いを始めたことが記されています。

この頃、子規は体調がよければ新聞『日本』への随筆や、子規唯一の自選句集である『獺祭書《だつさい》屋俳句帖』の編纂を行っています。碧梧桐は、子規の病苦を押して一生懸命励んでいる様子に、健康体である自分たちが「愧死《きし》するところ（死ぬほど恥ずかしい思いをすること）である」と記し、子規の短詩形文学にかける命を賭した思いに応えるべきだと語っています。

しかし、高浜虚子の明治三五年一月一九日の病床日誌[14]によると、子規の容態が悪くなり碧梧桐は往診の医師から衰弱がひどく注意するようにと言われ、虚子は碧梧桐から連絡を受けてすぐ駆けつけたところ、子規はウンウン苦し気に力なく唸っていて、陸羯南が手を握り、額を撫でて慰めていたと記され、病状がひっ迫している様子が窺えます。幸い数日で危機を脱して落ち着いた様子がのちの記録に残されていますが、子規の病状が増悪と小康を繰り返し、ひっ迫している状況にあったことがわかります。

この時期の子規の短詩形文学にかける思いは、『獺祭書屋俳句帖抄上巻』を上梓するにあたり、病勢の合間を縫って編纂に取り組んでいたことでもわかります。『獺祭書屋俳句帖抄上巻』は、明治二五年から二九年までの期間に、子規が詠んだ俳句を自ら選び俳句集として編んだもので、明治三五年四月に初版が出されています。この編纂にあたって子規は「獺祭書屋俳句帖抄上巻を出版するに就きて思ひつきたる所をいふ」という文章を明治三五年一月三日の日付で残しています。[15]病勢ひっ迫の波の中で記された子規の思いです。

内容は、昔から自選の句集を出す人は少なく、芭蕉や蕪村も句集を出すことを好まなかったようだと記し、自らを振り返ってみると俳句をやり始めた頃はわかったような勢いに任せて自分の句集を出版したいと思うこともあったが、時が経つと大得意であった句がつまらないものに思えて、俳句の標準が年と共に変わっていくことに気づき、今日の標準で厳格に選んだところで来年になると嫌な感じになると思うと自選の句集など到底出せるものではないと言っているのです。しかし、心変わりする子規のこの頃の思いが以下のように続きます。

「ところが此の頃になつてふいにと自分の句を選んで見たいといふ考えが起こつて来た。其はどういふわけであるか自分にもわからぬけれど、自分の病気はだんだん募る。身体の衰弱と共に精神の衰弱も増して来て去年以来は俳句を作ることも全く絶えてしまうてをる。そんなことからさきに少しも望みのない身の上となつて従て自分の俳句はこれ迄で既に結諒してをるやうな考から、それならば昔の苦吟の形見を一冊に纏めて見たらばどんなものになるのであらうか、といふやうな考へが出て来て句集でも拵《こしら》えて見たいといふことになつたのかもしれない」

子規は先行きに限りのあることを覚悟し、俳句の自選集を出版する覚悟を持ったのでしょう。この時期の文学創造にかける強い決意の表れであったと思います。『病牀六尺』はそんな子規の鬼気迫る思いから始まった、覚悟の言葉と思えるのです。そのことを裏付ける子規の思いが、河東碧梧桐が編纂した『子規言行録』[16]の中の古島一念による「日本新聞時代餘録」に記されていてとても興味深く感じます。古島一念は日本新聞社の記者で、子規と一緒に日清戦争の従軍記者として戦地に赴いた生涯の盟友と言われた人です。『病牀六尺』の連載が始まった頃、古島一念は呻吟しつつ毎日毎日原稿を書くのはさぞや苦しいであろうと子規の病状を心配して身体を休ませてやろうと、掲載を一日休んだことがあったのだといいます。そうすると翌日、以下のような手紙が社に子規から届きます。

「拝啓
　僕の今日の命は『病牀六尺』にあるのです　毎日寝起に死ぬる程苦しいのです　其の中で新聞をあけて病牀六尺を見ると僅に蘇るのです　今朝新聞を見た時の苦しさ　病牀六尺が無いので泣き出しました　どうもたまりません　若し出来るなら　少しでも（半分でも）載せて戴いたら　命が助かります　僕はこんな我儘をいはねばならぬ程弱つているのです
　　　　　　　　　　　　　　　　　　　　　　　　　　　　　　　正岡常規
編集主任御中」

まさに子規の『病牀六尺』にかける思いが素直にストレートに力強く表現されたもの以外に解釈のしようがない手紙です。『病牀六尺』は子規の命の叫びなのです。

ホスピスケアから見た『病牀六尺』

子規にとって死に至る四カ月の期間は、『病牀六尺』の第一回の記述にもあるように、病状の進行に伴って煩悶・号泣の毎日であったことは想像に難くありません。そのような中で毎日文章を書き綴った子規の精神力は尋常なものではなかったはずですが、死の二日前まで書き綴ることができた原動力は子規の希望である「書くこと」「書き残すこと」でした。カリエスの痛みに耐えかねる煩悶と号泣を繰り返す毎日の中で、「書くこと」を続けることができた力を、ホスピスケアの視点からひも解いてみたいと思います。

ホスピス・緩和ケアとは、二〇〇二年の世界保健機関（ＷＨＯ）によると、「緩和ケアとは、生命を脅かす病に関連する問題に直面している患者とその家族のＱＯＬを、痛みやその他の身体的・心理社会的・スピリチュアルな問題を早期に見出し的確に評価を行い対応することで、苦痛を予防し和らげることを通して向上させるアプローチである」[17]と定義されています。

まずはケアを進める上で鍵となる四つの視点で子規の病状を見てみます。

1. 身体的な問題

命に関わるような大病にかかると、おのずと痛みなどの身体的な苦痛を伴うことは想像に難くない問題であり、誰しも身体的な苦痛が緩和されれば穏やかな心を保つことに繋がります。子規の煩悶と号泣の根源はカリエスによる痛みであり、この痛みを緩和できたことが生命を脅かす病に関連する問題に直面していた子規を子規たらしめる基本であったと考えられます。

2. 心理的な問題

子規は死の病として恐れられていた結核に、二一歳のときに喀血を機に直面することになります。その後の生活は死を予感させる身体的な症状が、子規の心を悩ませることになるのですが、子規が日常の生活を送ることの意味を『病牀六尺』を通して実践することで、最期まで平常心を保つことができた大きな力であったと考えられます。

3. 社会的問題

社会的問題では、自宅での生活を支えていた経済的な基盤、介護者の存在、子規を取り巻く短詩形文学確立の思いを同じくする多くの仲間がいたことが大きな支えであったと考えられます。

4. スピリチュアルな問題

スピリチュアルな問題は、身体的な問題や心理・社会的な問題を乗り越える中で、子規の人生の拠り所である「書くこと」が途切れることなく続けられたことが、子規の存在の意味を最期まで支えてきたのだと思っています。九月一八日に書き残した辞世の句として世に知られている絶筆三句は、子規の文学者としての最後の大仕事であり、子規の存在を不変なものとし、子規の希望が完結した瞬間であったと考えています。

以上あげた四つの視点で『病牀六尺』を読み解いていくと、俳人としての子規が、常規という一人の人間として、ありきたりの日常をいかに生きてきたか、そのありきたりな日常がどれだけ生きる希望を支えていたかが生き生きと浮かび上がってきます。『病牀六尺』に記された言葉の中から、先人としての子規の生きる知恵を探っていくことにします。

身体的な問題

子規のカリエスは、今まで触れてきたように自ら命を絶とうと思うほどの苦しみであり、毎日の生活の中で煩悶・号泣を繰り返す日々が、『病牀六尺』執筆の最晩年四カ月で日を追うごとに増悪する毎日でした。文中に出てくる「麻痺剤」すなわちモルヒネがこの問題を緩和する大きな力であったことは、記録の中から鮮明に読み取れるものであると確信しています。モルヒネの内服時期は明確な記録がなく、書簡集などの記録から明治三五年三月頃からではないかと推測しています。

ホスピスケアにおける身体的苦痛の第一は痛みであり、痛みの緩和がとても大切な治療として位置づけられていますが、医療用の麻薬を積極的に使うことが推奨されるのは一九八〇年代からであり、治療薬として当たり前のように使われるようになるのは二一世紀に入ってからと言っても過言ではありません。子規の時代に痛みに対してモルヒネがすでに使われていたことは画期的なことであり、『病牀六尺』が五月から掲載が始まったことを考えると、もし、子規がモルヒネを使う機会を得ていないとすれば、子規の業績は現代に語り継がれるほど多くは残されてはいなかったかもしれないし、ましてや『病牀六尺』の誕生を見ずに夭折したとしても不思議ではないと考えています。

ホスピスケアの現場では、医療用麻薬の使用にまだ抵抗を持っている患者さん・家族の方は結構いらっしゃるのが現状です。その理由として死期を早める、中毒になる、最後は効かなくなるなどをあげられますが、現代医学の研究でそのようなことがないことは証明されています。子規の闘病記録からもそのようなことはなかったものと感じています。逆に、死期を早めるどころか、『病牀六尺』という作品を残せるまでの延命が得られたのではないかとすら思っていますし、モルヒネは子規の当たり前の日常生活を確保することができた有効な薬剤であったと言ってよいのではないかと考えています。子規が疼痛緩和を目的にモルヒネを使用したことは、緩和ケアの定義に示されているQOL（Quality of Life：生活の質、生命の質）を向上させる働きがあったことを記録として示した、貴重な先人の教えであると思っています。

心理的な問題：子規の人間力

「がん」は一九八一年に日本人における死亡率の第一位を占める疾患となりました。一九八四年には国家的な戦略として第一次対がん一〇カ年総合戦略が策定され、主に早期発見・標準的治療法の開発に重点が置かれたがん対策が開始されました。この当時は結核と同じようにがんは死に至る病と恐れられ、病名は非がん疾患の病名で伝えられるのが当たり前のような時代で、胃がんであれば胃潰瘍、肺がんであれば慢性肺炎という感じでした。この当時の患者さんとの向き合い方としては「がん病名を本人へ伝えるべきかどうか」が大きな問題でした。

医学の発展により治療成績も向上し、現在においては慢性病として位置づけられるようにとらえ方も変化しています。とはいってもがんは死を予感させる病であり、難治がんでは死と向き合わざるを得ない疾患であることには間違いありません。いまだ死亡率の第一位を占める疾患であることがそのことを物語っています。さらに、病名を本人へ伝える表現として「告知する」という言葉が現在でも当たり前のように使われていて、がん以外の疾患では見られない「死に至る病」ととらえられていた頃の名残が今の時代に息づいています。

したがって、がん病名の伝え方として「悪い知らせ（bad news）を伝える」という姿勢が患者さんや家族の皆さんとの向き合い方として求められています。当然ながらがん病名を伝えられた患者さんの多くは衝撃をもって告知を受け止め、不安や恐怖などの心理的な反応を起こしてしまいます。一部の患者さんは落胆や絶望感から鬱的な状態となり、専門家が関わる必要がある鬱病へ進展してしまうこともあります。緩和ケアの定義にもあるように、命に関わるような疾患に起因する問題の中で、心理的な問題は重要な位置づけにあることを決して忘れてはいけない問題の一つなのです。

子規は明治二二年五月九日の喀血をきっかけに、当時「死に至る病」として恐れられていた肺結核という病を突き付けられ、俳号を「子規」と名乗るほどの衝撃を受けたであろうと想像していますが、明治二二年八月に記された随筆『子規子』にその思いが余すところなく残されています（「子規にとっての生きる『希望』」〈一四九ページ〉に詳述）。

死を予感させる病として漠然とした先行きの不安が、子規の文学にかける思いをより強いものにしていったきっかけであったと考えています。『病牀六尺』は子規最晩年の生活がわずか畳二畳分の空間の中に押し込められた日常生活を記したものですが、ただ単純に狭い空間での生活の不自由さではなく、そこにはカリエスによる激痛との戦いがあり、煩悶・号泣の日々を強いられる空間でもありました。このような生活の中では怒り・不安・悲しみ・恐怖といった負の感情が湧き起こり、精神を病んでもおかしくない日々であったと思われますが、『病牀六尺』には、子規の「書くこと」「書き残すこと」という文学にかける、ほとばしるほどの思いがあふれているのです。

しかし、ただの使命感だけではこのような記録は残せるものではありません。子規が結核という病と対峙していく過程の中で起こる「負の感情」であったり「希死念慮」といわれる死を願う思いを克服していく力は、一つに子規の人間力であり、もう一つに子規を支える介護者の存在と短詩形文学創造の仲間の存在にあります。子規の人間力とは、日々の生活の中で感じる日常的なものに素直に興味を持ち、何らかの形に表す「写生」するということを大切にしていたということと、生来持ち合わせているユーモアのセンスにあったと思っています。

子規の人間力について再度触れてみましょう。子規の人間力の一端を窺わせる文章が第一回の中にすでに生き生きと記されています。

「それでも生きて居ればいひたい事はいひたいもので、毎日見るものは新聞雑誌に限つて居れど、それさへ読めないで苦しんで居る時も多いが、読めば腹の立つ事、癪にさはる事、たまには何となく嬉しくてために病苦を忘るるやうな事がないでもない」

一二七回綴られた文章を私流に分類を試みてみました。趣味の話が六五回・俳句の話が二五回・緩和ケアについての話が二三回・病状の話が七回・世相の話が七回でした。俳句の話が二五回と意外と少なく、圧倒的に趣味の話が多く、半数以上を占めているのがとても興味深く感じられます。子規はカリエスの痛みに耐えながらも、その日その日の出来事を子規流の洞察力でひも解き、日常を普通に過ごしていたことが、死に至る四カ月間が闘病の期間でありながら普通の毎日にしていたのだと思えるのです。

ユーモアについてアルフォンス・デーケンは「にもかかわらず笑う」と定義していますが、[18]子規も闘病からくる煩悶・号泣を、日常という普段の生活の中に包み込んで、病人子規ではなく人間子規として毎日を過ごす姿を『病牀六尺』は記しています。『病牀六尺』の中で子規のユーモアの真骨頂と私が思う箇所があるので紹介します。第一二六回の随筆で、最後から一つ前、旅立つ四日前の記述になります。

「芭蕉が奥羽行脚の時に、尾花沢といふ出羽の山奥に宿を乞ふて馬小屋の隣にやうやう一夜の夢を結んだ事があるさうだ。ころしも夏であつたので、

蚤《のみ》虱《しらみ》馬のしとする枕《まくら》許《もと》

といふ一句を得て形見とした。しかし芭蕉はそれほど臭気に辟易はしなかつたらうと覚える。

上野の動物園にいつて見ると（今は知らぬが）前には虎の檻の前などに来ると、もの珍し気に江戸児《えどつこ》のちやきちやきなどが立留《たちどま》つて見て、鼻をつまみながら、くせえくせえなどと悪口をいつて居る。その後へ来た青毛布のぢいさんなどは一向匂ひなにかには平気な様子でただ虎のでけえのに驚いて居る」

芭蕉の句は、ノミやシラミに責められて枕元には馬のお小水の音が響く、という情景を句にしたものですが、子規の病床は排泄物の臭いやカリエスの膿の臭いなど異臭が立ち込めていたことが想像されます。子規が芭蕉の句を引き合いに出して病床の悲惨な状況を笑いで表現した秀逸な記録です。それも旅立つ四日前の記録と思えば、子規の人間力の高さを感じざるを得ない一文であり、ただただ脱帽の心境です。

『病牀六尺』は半数以上が趣味の話ですが、子規は俳句創作だけではなく絵を描くことが好き

だったようで、多くのスケッチ画を残しています。これも「写生」の心がなせるものであったと思っています。また、子規の仲間が古今の有名な画帳を持ち込んでは、絵画談義に花を咲かせる多くの記述が見られます。子規の心のありようとして「普通の日常的なもの」を大切にした生き方がそこにあり、そのことそのものが生きる力を生み出すもとであり、ここにホスピスケアのあり方の本質の一つがあるように思えるのです。

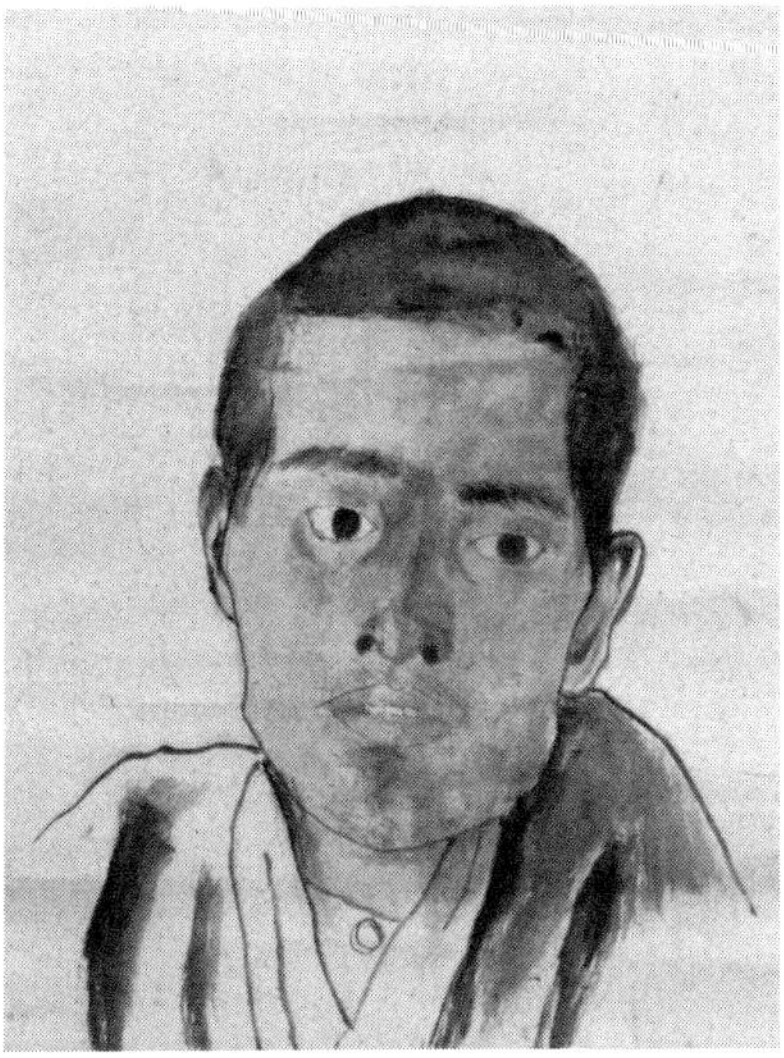
正岡子規画「自画像」
（松山市立子規記念博物館蔵）

　ホスピスケアを受けられている方には二つの生き方があるように感じられます。病人として過ごしている方と、病気は持っているものの本来のその人として過ごしている方です。死に至るような大きな病気を持っていながら、冷静に日々の生活を送れる人などいるはずもないと思っていますが、病人として過ごしている人は心の大半が疾患に向かってしまうために、ちょっとした身体の変化に敏感になりすぎて、残された時間を我を失くして過ごしているように見えてしまいます。子規の言う「いついかなる時も生きていることである」という悟りが、その人らしさを失うことなく過ごすためには必要なことで、その人らしさを失くさない生き方とは「日常的なもの」を大切にした生き方にあるのであり、『病牀六尺』が日常のあり方の子規の実践記録と言える所以であると思っています。

社会的問題：日常的なものを支えた力

社会的な問題とは、子規が子規らしく生きていくことを支えることです。子規らしい生き方とは「日常的なもの」、すなわち「日常生活」そのものであり、日常生活をいかに支えていくかに尽きると考えています。子規の「日常生活」において三つのことをあげておきます。それは、経済力・家族の力・仲間の力の三つです。まず、経済力から話を進めることにいたします。

【経済力】

子規が随筆『病牀六尺』の執筆に至るまで、病床に臥しながら家計を支える経済的な基盤は陸羯南との出会いなくしては語れません。陸羯南は青森県生まれの政治評論家で、自ら新聞『日本』を立ち上げ、ジャーナリストとして活躍した人です。羯南と子規の出会いは比較的早

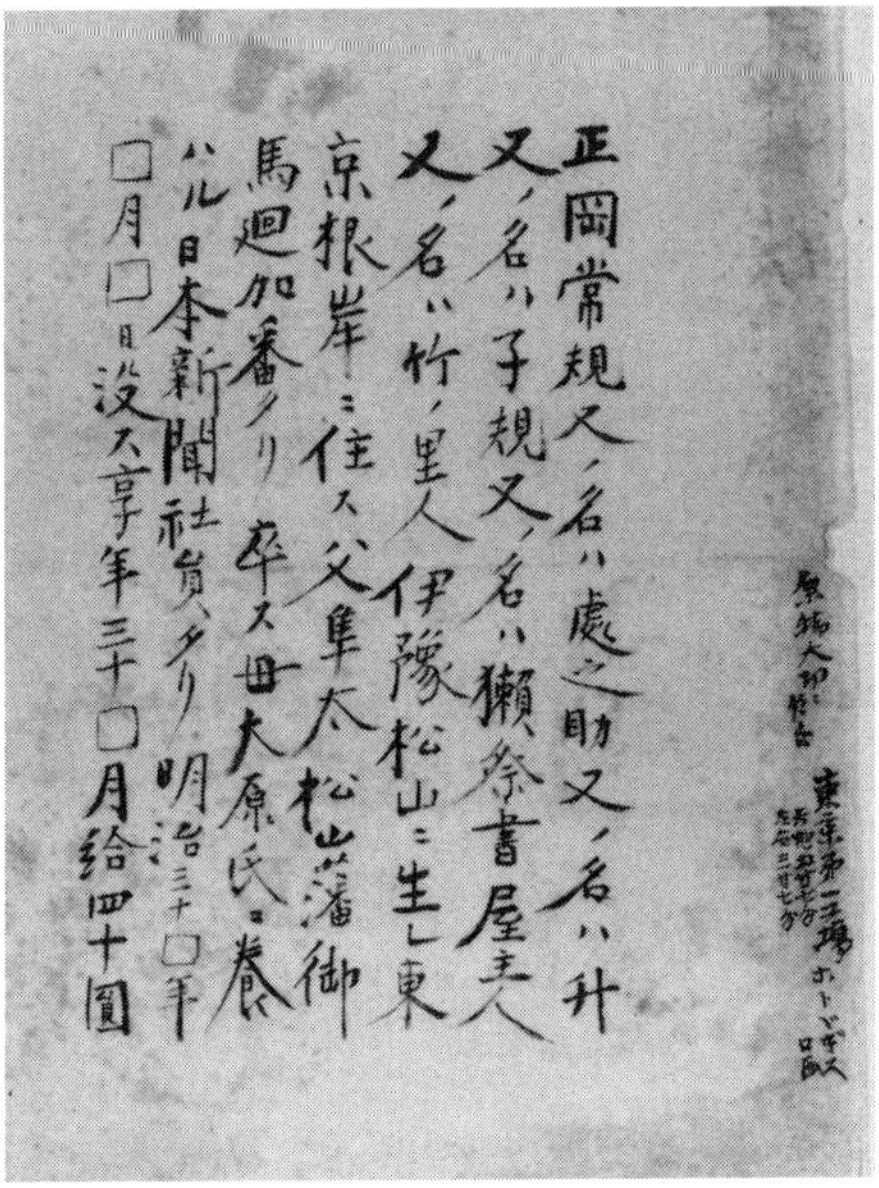

正岡常規又ノ名ハ處之助又ノ名ハ升
又ノ名ハ子規又ノ名ハ獺祭書屋主人
又ノ名ハ竹ノ里人伊豫松山ニ生レ東
京根岸ニ住ス父隼太松山藩御
馬廻加番タリ卒ス母大原氏ニ養
ハル日本新聞社員タリ明治三十□年
□月□日没ス享年三十□月給四十圓

正岡子規筆「墓誌銘」
（松山市立子規記念博物館蔵）

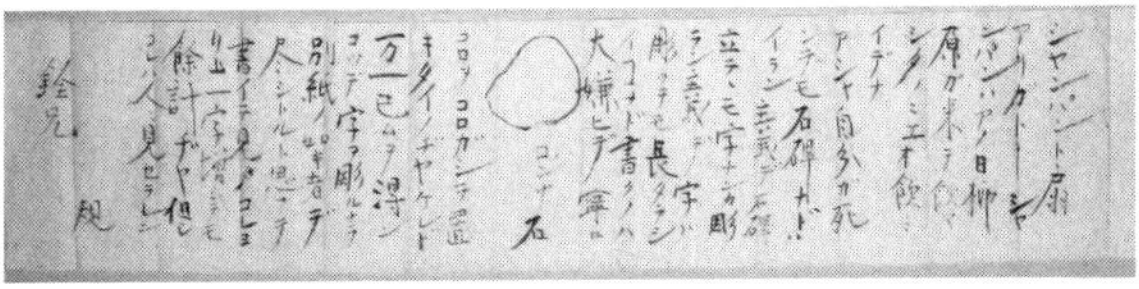

正岡子規筆「河東銓宛書簡」
（松山市立子規記念博物館蔵）

く、明治一六年に叔父の加藤拓川《たくせん》を頼って上京した折に、拓川を通じて出会ったのが最初です。子規一六歳のときでした。羯南は、子規について、「浴衣一枚に木綿の兵児帯《へこおび》」という田舎書生の風体で、話がどこか大人びた印象を持ったことを、『子規言行録』の序に最初の出会いの印象として記していますが、その後は親密な付き合いがあったわけではなく、転機は明治二四年の秋に訪れます。

子規は羯南が住んでいる根岸を訪れ、来年（明治二五年）に大学を卒業の予定になっているが、病気のために廃学するつもりだと告げたといいます。羯南は子規の結核については詳細を認識していなかったようで、我慢して卒業してはどうかと話したところ、俳句の研究が面白くなり、大学をやめて研究に専念したいという固い決心を吐露し、根岸に住まいを移したいので貸家を世話してほしいというのです。そして、明治二五年三月に羯南宅の向かいに住まいを移します。まだ東京帝国大学に在学中でしたが、羯南からのすすめで子規の随筆が新聞『日本』に掲載されるようになり、大学をやめた後はある意味自然な成り行きで新聞『日本』入社の道へと繋がり、松山から母・八重と妹・律を呼び寄せ、名実ともに社会人として子規一家の主として新しい生活がスタートしたのです。

子規は亡くなる四年前の明治三一年に河東碧梧桐の兄である河東銓《せん》に手紙を書いています。自分が死んでも石碑などはいらないし、石碑を立てたとしても長ったらしいものは嫌いでこんなものはどうかと墓誌銘が同封されていたといいます。[19] 正岡常規として、そしてまた俳人子規として残された期間を過ごす覚悟が感じられる文章です。

「正岡常規　又ノ名ハ處之助又ノ名ハ升又ノ名ハ子規又ノ名ハ獺祭書屋主人又ノ名ハ竹ノ里人　伊豫松山ニ生レ東京根岸ニ住ス　父隼太松山藩御馬廻加番タリ　卒ス　母大原氏ニ養ハル　日本新聞社員タリ
明治三十□年□月□日没ス　享年三十□　月給四十圓」

陸羯南との出会いは新聞『日本』入社という家族を養うための経済的な支援へと繋がり、子規にとって死に至る病を抱えた身にとってこの上もない大きな支えであったと思われます。没年を明治三十□年と記している子規の思いは、限られた時間の中で家族と共に終の棲家として自宅で過ごす目的や意味を明確に示したものとも言えます。さらには社員となったことで「書くこと」「書き残すこと」という子規が抱いた夢の実現の舞台を提供してもらったとも言えます。

先にも触れた小説家を目指し華々しくデビューするはずの『月の都』は頓挫し、短詩形文学創造へと軸足を変えつつあった子規にとって、世に作品を出す舞台ができたことは、その後の子規の文学創造の大きな支えであったと思われます。柴田宵曲《しょうきょく》の『子規居士の周囲』「陸羯南」によると、[20]実際に明治二五年五月より紀行文の「かけはしの記」や俳論である「獺祭書屋俳話」が新聞『日本』に掲載されていることが記されています。

【家族の力】その1

子規の時代は入院療養自体がないに等しい時代でしたので、当然自宅で最期を迎えるのは当たり前のことであったと思われますが、現代の在宅ケアのあり方を考える上で子規の家族の力を見ておくことはとても重要な要素です。健康な人は何の疑問もなく、無意識の中で、自宅で日常の生活を送っていますが、ひとたび大きな病気によって自分のことが自分でできなくなったときに、当たり前にできていたことのありがたさを身をもって体験し、己の無力さから無価値な自分の存在の意味を失って、生きる意味を失くしてしまうことがあります。

医学的に日常の活動能力のことをＡＤＬ（Activities of Daily Living）と表現していますが、日常生活を送るために最低限必要な日常的な動作として、起居動作・移乗・移動・食事・更衣・排泄・入浴・整容などを指標としています。子規の日常はすべてにおいて介助がいる状態であったことは想像に難くありません。子規は明治二五年、根岸に新居を構え、母・八重、妹・律と家族三人の生活を始めています。病状が進むにつれ、自立性が失われていく中で、家族の介護は子規の日常を支える不可欠のものでした。特に、実際の介護は律が担っていたことが記録に残されていますが、病床日記とも言われる『仰臥漫録』に日々の生活が生々しく記されていて、介護の壮絶さを物語っています。それは煩悶・号泣、死への希求など壮絶な子規の思いが綴られる中（「脊椎カリエスの痛み」〈一二八ページ〉参照）で、淡々と過ぎ行く日常の風景として記されています。明治三五年三月一〇日の記録をあげてみましょう。

「明治35年3月10日　月曜日　晴　日記のなき日は病勢のつのりし時なり
午前7時家人起きいず　昨夜俳句を作る　眠られず　今朝は暖炉を焚かず
8時半大便、後腹少し痛む
同40分　麻痺剤を服す
10時　繃帯取換にかかる　横腹の大筋つりて痛し
この日始めて腹部の穴を見て驚く　穴というは小き穴と思いしにがらんどなり　心持悪くなりて泣く
11時過　牛乳一合たらず呑む　道後煎餅一枚食う
12時　午餐　粥一椀　鯛のさしみ四切　食いかけてたちまち心持悪くなりて止む
午後1時頃　牛乳

午後4時過　終始どことなく苦しく、泣く
　　　　　左千夫蕨真（伊藤左千夫、蕨真一郎）二人来る　左千夫紅梅の盆栽をくれ
　　　　　蕨真鰯の鮓《すし》をくれる
　　　　　くさり鮓という由
5時　　　大便
　　　　　蕨真去る
　　　　　晩飯　小田巻（うどん）　さしみの残り　腐り鮓　金山寺味噌（長塚所贈）
　　　　　うまく喰う
7時頃　　麻痺剤を服す
夜　　　　牛乳　煎餅　密柑　飴等
　　　　　左千夫歌の雑誌の事を話す　9時頃去る
　　　　　それより寝に就く　睡眠善き方なり
　　　　　この頃の薬は水薬二種（一は胃の方、一は頭のおちつくため）」

三度の食事・カリエスの傷の包帯交換・痛み止めの服用・来客の様子が淡々と記されている、なんの変哲もない在宅療養の日常の記録ですが、三度の食事の支度・傷の手当は八重と律

の献身によって維持されているものであり、この献身は毎日当たり前のように続けられているものです。しかし、命と向き合う者にとってちょっとした言葉や食事の対応が悪いと、毎日のことであるが故に「ありがとう」という感謝の言葉ではなく、怒りの言葉を介護者へぶつけることがまま見られます。子規もご多分に漏れず妹・律への思いを『仰臥漫録』へ記したものがあります。明治三四年九月二〇日の記録です。

「律は理屈づめの女なり　同感同情のなき木石《ぼくせき》の如き女なり　義務的に病人を介抱することはすれども同情的に病人を慰むることなし　病人の命ずることは何にてもすれども婉曲に諷《ふう》したることなどは少しも分らず　例えば『団子が食いたいな』と病人は連呼すれども彼（律）はそれを聞きながら何とも感ぜぬなり　病人が食いたいといえばもし同情のある者ならば直に買うて来て食わしむべし　律に限ってそんなことはかつてなし　故にもし食いたいと思うときは『団子買うて来い』と直接に命令せざるべからず　直接に命令すれば彼は決してこの命令に違背することなかるべし　その理屈っぽいこと言語道断なり　彼の同情なきは誰に対しても同じことなれどもただカナリヤに対してのみは真の同情あるが如し　彼はカナリヤの籠の前にならば一時間にても二時間にてもただ何もせずに眺めて居るなり　しかし病人の側には少しにても永く留まるを厭うなり　時々同情ということを説いて聞かすれども同

情のないものに同情の分かるはずもなければ何の役にも立たず　不愉快なれどもあきらめる
　より外に致し方もなきことなり」

　感謝の「か」の字もないさんざんな評価です。

　以下は緩和ケア病棟で夜勤をしている看護師から聞いた話です。

「患者のAさんとBさんがほぼ同時にナースコールを鳴らしてきたので、看護師はまずAさんの所へ行ってケアをした後、Bさんの所へ行ったところ、Bさんからとてもきつい言葉をかけられた。『ナースコールを鳴らしたのになぜすぐ来てくれなかったの。来てくれないナースコールならあっても意味がない。すぐ来てほしいから呼んだのよ』と。看護師はすぐ来られなかったことをひたすら詫びて、Aさんのケアが理由で来られなかったことを言い訳として決して言わなかった。ただひたすら詫びて、次はすぐ来るようにするからと話した。夜が白む頃、Bさんから『昨夜はごめんなさいね。看護師が忙しいのはわかっているの。でもすぐ来てほしかったの、ごめんなさいね』という言葉があった」

　暗闇で一人過ごす患者さんの不安と孤独感。Aさんのケアで遅れたことを、Bさんへ決して言ってはいけないことの意味を看護師は知っていたのです。律のケアは二四時間、三六五日毎日続くものです。寄り添うことの意味、決してその場から逃げないことの意味を知った上でのやさしさの究極の形のように思えます。河東碧梧桐の『子規を語る』の中に付録として「家庭より観たる子規」と題した律との対談が掲載されていますが、その中でカリエスの包帯交換の話が記録されています。

「穴は背中と腰の方に、背中のははじめ二つであったのが一つになって、都合まァ大きいのが二ヶ処、どれもフチが爛れて真赤になって、見るからに痛そう、というより無残なほどにギザギザになっていました。そこへちょっとでも触れようものなら、飛び上がる――ことも出来ない――ほどであったらしいので、出来るだけソーッと古いのをはがすのですが、いつも膿汁でずくずくになっていました。それから棉フランネルのような柔かい切れに、一面油薬をぬって、それをまず穴の上に置き、その上へ脱脂棉を一重、その上へ普通の棉をかなりな厚みに載せて繃帯をかけて、ピンでとめておくのでした。さほど思った程臭いはしませんでしたが、それをするのは朝の御飯のすんだあと、モヒ剤を飲んだ、薬のきいた時分を見計らうのでした。毎朝のことですから、お互いにお勤めのような思いでした」

淡々とした語りの中に包帯交換の壮絶な場面が目に浮かんできます。棉フランネルや包帯は洗って再利用したものと思われますが、当然のことながら律の毎日の洗濯があってこその包帯交換です。優しさを通り越して兄妹愛がなければ続けることはできません。子規は律の存在の大きさを実感しながらも、運命に翻弄される自分と律の生き方を前述した「カリエスの包帯交換の話」の続きの中に記しています。家族の強い絆を感じる記録なので、要約を記してみることにします。

「律は強情で人には冷淡で、特に男性に対してはシャイであり、結婚生活が送れない人間である。そのため律は兄の看病人になってしまった。律がいなければ今頃自分はどうなっていたであろうか、看護師を雇うお金もないし、雇ったとしても今の律の仕事をこなせる看護師はいない。律は看護師であり、食事の支度、家の整理、その上自分の秘書役も担っている。肉を自分に食べさせても律は野菜と香の物で済ませるような人間である。律が一日でもいなければこの家は回らないし、自分は生きていけない。自分の病気がどのようになろうと律が元気でいることをただ願うだけである。律が病気になるくらいなら自分は死んだ方がましである。律が二度目の結婚後も戻ってきたのは、自分の看病人となるべき運命にあったのだろうか、災いも幸せも入り乱れてやってくるので、人の智慧では予想することはできないものである」

このように締めくくっています。
子規は律の幸せを願いつつ、律なくして子規家も自分も存在しえない、律に対して言葉を超えた家族の絆が感じられる記録と言えます。律も子規の才能を身近で感じ、自分の役割を自分の能力と性格で最善を尽くそうとしていたことが感じ取れる記録でもあります。

【家族の力】その２

子規は、自宅での生活のために病人を介護する家族のありようを『病牀六尺』第六五回（明治三五年七月一六日）に記しています。実に現在においても重要な示唆を与える記述です。

「病気になつてから既に七年にもなるが、初めのうちはさほど苦しいとも思はなかつた。……精神的に煩悶して気違ひにでもなりたく思ふやうになつたのは、去年からの事である。さうなるといよいよ本当の常病人になつて、朝から晩まで誰か傍に居つて看護をせねば暮せぬ事になつた。……死生の問題は大問題ではあるが、それは極単純な事であるので、一旦あきらめてしまへば直に解決されてしまふ。それよりも直接に病人の苦楽に関係する問題は家庭の問題である、介抱の問題である。病気が苦しくなつた時、または衰弱のために心細くなつた時などは、看護の如何が病人の苦楽に大関係を及ぼすのである。殊にただ物淋しく心細きやうの時には、傍の者が上手に看護してくれさへすれば、即ち病人の気を迎へて巧みに慰めてくれさへすれば、病苦などは殆ど忘れてしまふのである」

ここから子規は、家庭で介護に当たる者の心得について論を展開するのですが、現在であれば少し差別的で荒っぽい表現ではあるものの、以下のように記しています。

「しかるにその看護の任に当る者、即ち家族の女どもが看護が下手であるといふと、病人は腹立てたり、癇癪を起したり、大声で怒鳴りつけたりせねばならぬやうになるので、普通の病苦の上に、更に余計な苦痛を添へるわけになる。……そこで家族の者が看病すると言つても、食事から掃除から洗濯から裁縫から、あらゆる家事を勤めた上の看病であるから、なかなか朝から晩まで病人の側に付ききりに付いて居るといふわけにも行かぬ。そこで病人はいつも側に付いて居てくれといふ。家族の女どもは家事があるからさうは出来ぬといふ。先づ一つの争ひが起る。……そこでどうしたらばよからうといふ問題がまた起つて来る」

子規は、病人の看護と家庭の仕事とどちらが急務であるのかについて、無教育の家族には理解できていないと論じ、ましてや病人の側に座ってみたところで、どのように病苦を慰めようと工夫するわけでもなく、ただ手持無沙汰に座っているだけだと言うのです。新聞を読ませようとしてもふり仮名のない新聞は読めず、ふり仮名を振ってやってもすぐ読み飽きてほとんど役に立たないと嘆き、「女子に教育が必要である」と断じます。

子規は女子教育に強い思いを感じたと思われ、六六回と六七回は「女子教育」について論を進めています。子規のすごいところは、ただ単に病気の介抱に必要であるからという理由ではなく、女子における普通教育の必要性を説いているところにあります。高等小学校はもとより高等女学校くらいの教育は受けさせるべきと論じているのです。病人が出たときにどのように看病すればよいのかという知識や、考えることの大切さなど、普通教育によって常識を養うことの重要性を強調しているのです。

明治期における就学率は低く、律が小学校に上がる頃の明治九年の就学率は男子で五四％、女子で二一％（文部科学省「小学校の普及と就学状況」より）と、女子の就学率の低さが際立つ現状でした。介護者である家族に、人としての見識や常識を求めるところに子規の文学者としてのこだわりを感じますが、八重は、松山藩校「明教館」教授であった儒学者大原観山の娘で、子規が六歳のとき、夫常尚《つねなお》が病没し、女手一つで子規と律を育て上げた人でした。律は一五歳で結婚して二回の離婚歴を抱えながらも、子規の介護を献身的に行い、子規没後は共立女子職業学校（現共立女子大）へ進み、和裁の教師となっています。

二人の介護者は、子規の思うようにならないところもあったと思われますが、見識・人間性からも何ら不足ない家族であり、何より子規を思う愛にあふれた家族であったことには何ら異論はないでしょう。八重、律がいてこその子規であったと思えるのです。

【仲間の力】

『病牀六尺』には、日々の生活の様子が事細かく記されていますが、記述の特徴として多くの人が子規に関わっているということがあげられます。『病牀六尺』の執筆が始まった頃の子規は、寝返りを打つこともままならぬほどであり、高浜虚子といった仲間たちによる口述筆記がなされていました。第一回の冒頭の名文に始まり、第二一回の子規の悟りの記述、第三八回（明治三五年六月一九日）から連続三回に及ぶ描写は、筆を執ってものを書くこともできぬ苦しみや身体の激痛、精神の煩悶、絶叫や号泣といった壮絶な状況で、聴きながら文章に落とし込む弟子たちの存在があります。聴く側の弟子たちにとっても心が折れるほどの苦しみがあったと想像されますが、子規にとって苦しみすべてを受け止めてくれる存在というのは、丸ごと支えてくれる大きな力であったと思われます。第三八回は以下のように綴られています。

「爰《ここ》に病人あり。体痛みかつ弱りて身動き殆ど出来ず。頭脳乱れやすく、目くるめきて書籍新聞など読むに由なし。まして筆を執ってものを書く事は到底出来得べくもあらず。而《しか》して傍に看護の人なく談話の客なからんか。如何にして日を暮すべきか、如何にして日を暮すべきか」

第三九回以降の記述を要約すると、「病床で身動きが取れている頃は病気を辛いとも思わなかったが、最近のように身動きが取れなくなると精神は煩悶し、遂には爆発して絶叫・号泣を繰り返し、いっそ死ぬことができれば何よりであるが、死ぬこともできず殺してくれる者もない」と嘆いている。「事ここに至ると宗教家は宗教の問題に帰するというが、宗教を信じない自分にとって、神の救いの手が届くわけではなく、南無阿弥陀仏を繰り返し唱えても救いにならない。何よりも嬉しいことは、親切な友人が看病してくれることである。さらに苦しいときに苦しいと言うよりほかない身の上に寄り添ってくれる友人の存在が大きな救いになっている」と感謝の念をもって記しています。

その他の回の記述の中に、体調がよいときは虚子と一緒に画帳を見ての所感が記され、弟子の古洲からの手紙をネタにした話、露石から贈ってきた画集の話など、子規を囲む俳句の仲間たちのさりげない関わりが、子規を身体や心の苦痛からくる煩悶・号泣の毎日から一時でも解放してくれています。まさに緩和ケア的な役割をしていたと言えるでしょう。

がんの終末期の患者さんがよく口にする言葉に「一日の時間が長すぎて困る」というのがあります。残された時間は限りなく短いのに、一日の時間があまりにも長すぎると訴えられるのです。私たちの日常を振り返ってみると、朝に目が覚めて朝食を摂り、仕事に出かけていく。仕事から帰ってくると風呂に入って夕食を摂り、明日に備えて寝床につく。好きなテレビで夜更かしをすることもあるかもしれません。

実に何の変哲もない、よどみなくあっという間に過ぎてしまう一日です。しかしそれは自分で自分の好きなことができる身体があればこそのよどみない一日なのです。がん患者の「一日が長い」は、自分で自分のことが思うようにならない身体だからこそ、ベッドで何もせずじっと時間を過ごすことの辛さを訴えられているのです。子規の記述する、よどみのないような何の変哲もない一日は、多くの仲間に支えられる中で積み重ねられていったものです。子規の記述の中に、人の力の大きさを感じると同時に、在宅ホスピスケアの本質があるように私には感じられます。

さらに、さりげなく子規に寄り添ってくれている仲間に言及したものが第五回の記述に記されているので紹介します。日記風に日にちと天候から記述は始まり、碧梧桐夫婦が看病のために早朝から来てくれて、画の本の話やどんこ釣りの話など日常のたわいもない話を紹介し、碧梧桐夫婦が深夜の〇時一五分に帰っていたと記し、以下の文章で締めくくっています。

「余この頃精神激昂苦悶やまず。睡覚《ねむり》めたる時殊に甚だし。寐起を恐るるより従つて睡眠を恐れ従つて夜間の長きを恐る。碧梧桐らの帰る事遅きは余のために夜を短くしてくれるなり」

終末期の患者さんが夜を恐れていることは、ケアの現場ではよく知られています。本能的に闇を恐れるとも言われています。中には夜通し部屋の電気をつけて休まれる患者さんもいます。恐れが強い方は目を閉じることすら嫌がるほどです。眠れないのならと睡眠剤をおすすめしても、そのまま目が覚めないのではないかという恐れから、それすら拒む方も少なくありません。碧梧桐夫婦が深夜に根岸宅を後にしたことを、このような記述で結ぶ子規の自らの洞察の深さと広さにただ驚くばかりです。

最善の命を生ききった子規

正岡子規は明治三五年九月一九日未明に三五歳という短い人生を閉じましたが、世に知られた辞世の句と言われる絶筆三句を残しています。碧梧桐は、『子規言行録』の中に「絶筆」と

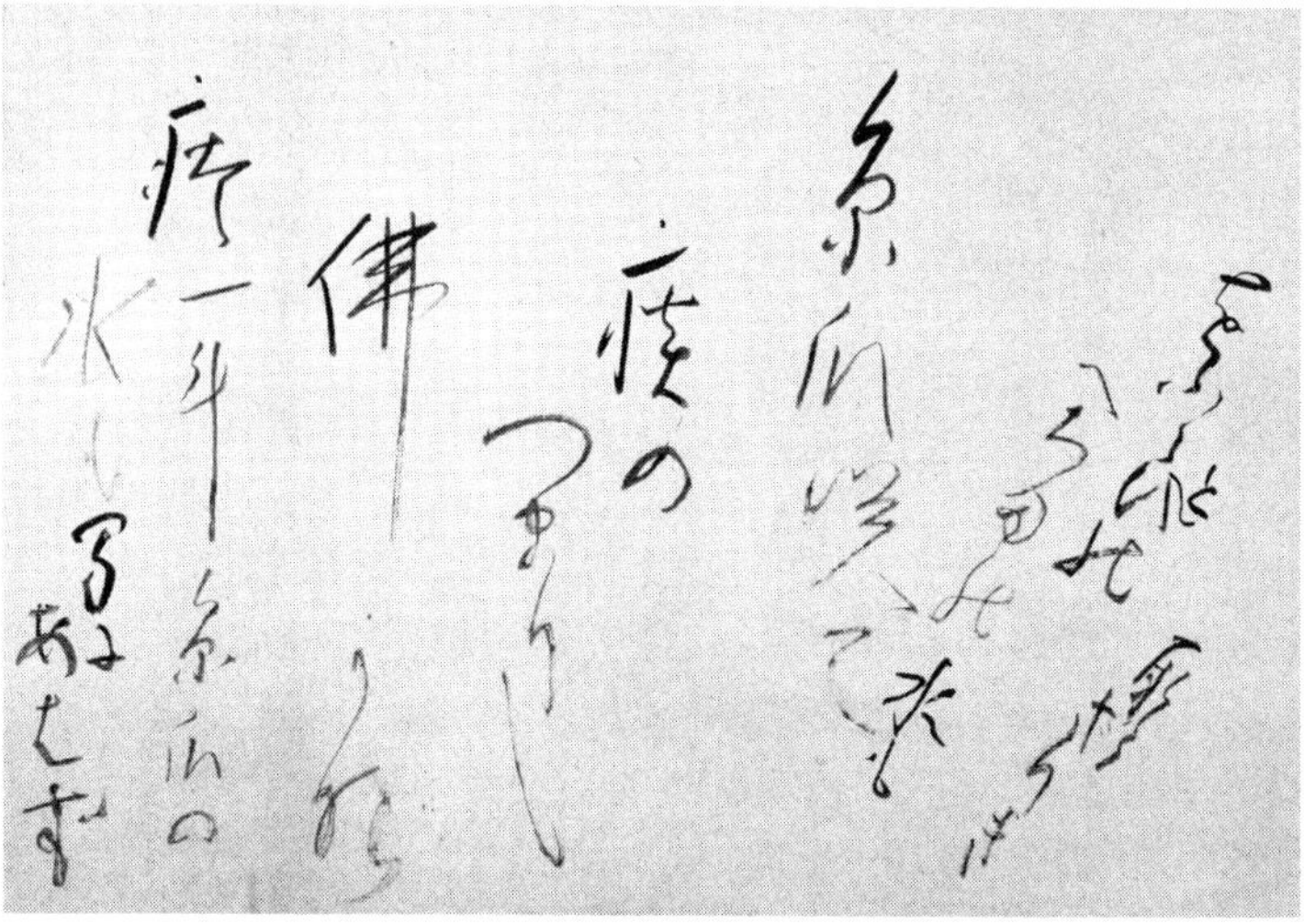

正岡子規筆「絶筆三句」
（複製／松山市立子規記念博物館　原資料／国立国会図書館蔵）

題して子規最期の俳句創作の様子を克明に記しています。九月一八日朝一〇時頃の出来事ですが、ドラマチックな記録であるので以下に記すことにいたします。

「妹君は病人の右側で墨を磨つて居られる。軈《やが》て例の畫板《がばん》に唐紙《からかみ》の貼付けてあるのを妹君が取つて病人に渡されるから、何かこの場合に書けるのであらうと不審しながらも、予はいつも病人の使ひなれた軸も穂も細長い筆に十分墨を含ませて右手へ渡すと、病人は左手で板の左下側を持ち添へ、上は妹君に持たせて、いきなり中央へ

　糸瓜咲て

とすらすらと書きつけた。併《しか》し『咲て』の二字はかすれて少し書きにくさうにあつ

たのでこゝで墨をついで又た筆を渡すと、こんどは糸瓜咲てより少し下げて

　痰のつまりし

まで又た一息に書けた。字がかすれたので又た墨をつぎながら、次は何と出るかと、暗に好奇心に驅られて板面を注視して居ると、同じ位の高さに

　佛かな

と書かれたので、予は覺えず胸を刺されるやうに感じた。書き終つて投げるやうに筆を捨てながら、横を向いて咳を二三度つゞけざまにして痰が切れんので如何にも苦しさうに見えた。妹君は板を横へ片付けながら側に坐つて居られたが、病人は何とも言はないで無言である。又た咳が出る。今度は切れたらしく反故《ほご》で其痰を拭きとりながら妹君に渡す。痰はこれ迄どんなに苦痛の劇しい時でも必ず設けてある痰壺を自分で取つて吐き込む例であつたのに、けふはもう其痰壺をとる勇氣もないと見える。其間四五分たつたと思ふと、無言に前の畫板をとりよせる。予も無言で墨をつける。今度は左手を畫板に持添へる元氣もなかつたのか、妹君に持たせた儘《まま》前句『佛かな』と書いた其横へ

　痰一斗糸瓜の水も

と『水も』を別行に認めた。こゝで墨をつぐ。すぐ次へ

　間にあはず

と書いて、矢張投捨てるやうに筆を置いた。咳は二三度出る。如何にもせつなさうなので、予以前に増して動悸が打つて胸がわくわくして堪らぬ。又た四五分も經てから、無言で板を持たせたので、予も無言で筆を渡す。今度は板の持ちかたが少し工合がわるさうであつたが、其儘《そのまま》少し筋違に

を■■（解読不能）ひのへちまの

と『へちま』のは行をかへて書く。予は墨をこゝでつぎながら、『■■』の字の上の方が『ふ』の字のやうに、其下の方が『ら』の字の略したものゝやうに見えるので『をふらひのへちまの』とは何の事であらうと聊《いささ》か怪みながら見て居ると、次に書く前に自分で『ひ』の上へ『と』と書いて、それが『ひ』の上へはひるものゝやうなしるしをした。それで始めて『をとゝひの』であると合點した。其あとはすぐに『へちまの』の下へ

水も

と書いて

取らざりき

は其右側へ書き流して、例の通り筆を投げすてたが、丁度穂の方が先に落ちたので、白い寝床の上へ少し許り墨の痕をつけた。余は筆を片付ける。妹君は板を障子にもたせかけられる。しばらくは病人自身も其字を見て居る様子であつたが、予は此場合其句に向つて何とい

ふべき考へも浮かばなかつた。がもうこれでお仕舞ひであるか、紙には書く處はないやうであるけれども、又た書かれはすまいかと少し心待ちにして硯の側を去る事が出来なかつたが、其後再び筆を持たうともしなかつた」

子規の一生を振り返ってみると、下級武士の長男として生を享《う》け、武士のたしなみである漢文に幼少の頃から親しむ生活を送ったことが、生涯にわたる文学創作活動の原点でした。そして、加藤拓川の計らいで東京への遊学の道が開かれ、最高学府である東京帝国大学入学へと繋がるのです。しかし、子規の人生を決定づけた出来事は、肺結核の発症でした。当時からすれば、これでわが人生終わりを宣言されたにも等しい衝撃であったと推測されます。

現代に置き換えると、がんの宣告に近いのではないかと思います。がんは、治療法の進歩によって慢性疾患としての位置づけに徐々に変わってきているというものの、状況によっては、死を予感させる病であり、死と向き合わざるを得ない病です。

肺結核発症時の子規も、肺結核の診断を突き付けられたときに、死を予感させる病として覚悟をもって受け止めていたことは、子規の文章が詳細に物語っています。子規という俳号を付けたこと自体が、まさに子規の将来を見通した覚悟の表れであったと思うのです。この頃の子規はすでに短詩形文学表現に関心を持ち、『七艸集』の執筆や古俳句の分類を始めていますが、肺結核発症という出来事がなかったならば、東京帝国大学を退学することもなかったのではないかと想像しています。短命な人生という予感が、子規の短詩形革新運動への強い衝動へと繋がったと思うのです。

東京帝国大学中退後、新聞『日本』の記者となり、国元から母・八重と妹・律を呼び寄せて正岡家としての生活が二五歳から始まります。子規没まで一〇年。脊椎カリエスとの闘病の中で、人間子規として生きた足跡は、詳細な子規の書き残した文章に余すところなく残されています。特に、『病牀六尺』を軸として子規の生き方を在宅ホスピスケアという切り口で見ていくと、身体的な問題・心理的な問題・社会的な問題がどのような形で汲み取られ、どのような形で問題の解決に繋がっているのかが克明な記録として残されていることを実感します。医師として実に興味深いところです。

身体的には脊椎カリエスという激痛との戦いと毎日の包帯交換は、生活の活動範囲を極端に狭めるものでした。しかしモルヒネによる疼痛緩和と八重、律の献身的な介護が六尺の病床を無限の広さに変えたものと思われるのです。また無限の広さを支える力として、子規を取り巻く多くの仲間がいたことを外すわけにはいきません。子規が抱えざるを得ない精神的な問題のケアギバーとしての役割が感じ取れる存在です。さらに陸羯南の存在は、子規とその家族の経済的な基盤を保障していたことはとても重要なことです。社会的な問題の経済力の解決の重要な役割を果たしています。

人がその人らしく存在している根源的な問題として、人は何のために生きるのか、生きる目標とは何なのか、大きな壁にぶち当たったときに人はどう対処すべきなのか、子規が書き残した生の記録は「生きる」という意味への問いかけであると感じています。身体的な苦しみからくる希死念慮を生の言葉で記録として残し、時に癇癪を起こし、律への悪態など人間の持つ弱さをさらけ出し、洗いざらいの自分を表現した子規のスピリチュアルな叫びは、子規が人生でなすべき目標を意識することで生きる覚悟へと覚醒し、スピリチュアルな問題解決へと繫がったのだと強く感じています。

その上で、絶筆三句は三五年の子規の人生を締めくくるにふさわしい生き終え方の最後の記録であったと確信できます。偉大な文人であったことに疑いの余地はありません。一方で、生身の人間である自分をすべてさらけ出すように紡がれた文章は、人間子規の生き様そのものの記録であり、三五年という短いながらも最善の命を生ききった人生であったと断言できます。

子規の記録から最善の命を生ききるヒントを学ぶとすると、それはホスピスケアそのものではないかと思うのです。

参考文献

1 正岡子規『病牀六尺』ワイド版岩波文庫　1993年

2 和田茂樹『正岡子規入門』思文閣出版　1993年

3 青木正和「わが国の結核対策の現状と課題(1)―わが国の結核対策の歩み―」日本公衆衛生雑誌55(9)：667―670　2008年

4 『子規全集　第十巻』講談社　1975年

5 正岡子規『仰臥漫録』岩波文庫　1983年

6 和田克司「俳文学会第57回全国大会　講演録、於松山東雲女子大学チャペル：31―41」2005年

7 月澤美代子『日本医史学雑誌58(4)：457―470』2012年

8 世界保健機関編『がんの痛みからの解放とパリアティブ・ケア』金原出版　1993年

9 河東碧梧桐『子規を語る』岩波文庫　2002年

10 西村恵信訳注『無門関』岩波文庫　1994年

11 正岡子規『筆まかせ抄』岩波文庫　1985年

12 『子規全集　第九巻』講談社　1977年

13　『子規全集　第十二巻』講談社　１９７５年
14　『子規全集　第十一巻』講談社　１９７５年
15　『子規全集　第三巻』講談社　１９７７年
16　河東碧梧桐編『子規言行録』天泉社　１９４１年
17　日本ホスピス緩和ケア協会ホームページ：「ＷＨＯ（世界保健機関）の緩和ケアの定義（２００２年）」
〔https://www.hpcj.org/what/definition.html〕
18　アルフォンス・デーケン『よく生き　よく笑い　よき死と出会う』新潮社　２００３年
19　松山市教育委員会編『伝記正岡子規』松山市立子規記念博物館　２０１２年
20　柴田宵曲『子規居士の周囲』岩波文庫　２０１８年

おわりに

中橋　恒

日本は、先の大戦で多くの犠牲を払うたいへん不幸な体験をしましたが、焦土と化した国を高度経済成長で乗り越え、奇跡の復興を遂げました。高度経済成長から安定した経済成長を遂げた一九七〇年代の日本は、人口が一億人を超え「一億総中流」と言われるほど豊かな国になり、医学の発展と生活環境の改善から平均寿命もどんどんと延びている時期で、健康と豊かさを謳歌する時代でもありました。

そんな「死」を考えることがタブー視されるような時代に「日本死の臨床研究会」という、いわゆる学会が立ち上げられました。一九七七年のことです。この会は「死の臨床において患者さんや家族に対する真の援助の道を全人的立場より研究していくこと」を目的として設立されました。一般に学会と言われる会は、その道の専門家が集まる限られた集団の中で行われますが、この会は医療、宗教、心理学、社会学、教育、もちろん一般市民の方も含めて多くの領域の方が参加されるとてもユニークな会です。

「日本死の臨床研究会」設立の立役者の一人である河野博臣先生が、ご自分の著書（『死を迎えるとき―終末期医療の現場から―』一九九二年、朝日新聞社）の中で会の設立の思いを語っておられ、第一回日本死の臨床研究会が大阪大学医学部の臨床講堂で開かれた様子が臨場感をもって生き生きと描かれています。開会の挨拶として「人間は延命のために科学技術、薬物、装置などあらゆるものを開発しました。しかし、人間は有限であり、死ななければならないことを忘れがちです。現代医療は死にゆく人々への援助を忘れているのではないでしょうか……」という世話人代表の大阪大学医学部精神科の金子仁郎教授の言葉が記されています。

一九七七年一二月一一日に第一回の研究会が開かれ、その後途切れることなく二〇二二年一一月に第四六回の研究会が三重県で開催され、設立当時の思いを今も大切に四〇年以上研究会の年次大会が継続開催されています。一九七七年当時、救命・延命が主流であった医療界へ、人間の命の本質へ一筋の光を当てた河野先生をはじめ、研究会を立ち上げられた方々の先見性に驚嘆し、その思いが今をしても決して色褪せることのない光を放っていることに感銘すら覚えています。

実は二〇二〇年一〇月に第四四回大会を松山の地で開催することになり、愛媛の地から死の臨床についての思いを発信しようと準備を進めていたところ、新型コロナウイルス感染症のパンデミックな広がりで開催が難しくなり、延期という形でその年の研究会は中止といたしました。二〇二三年一一月の開催に向けて準備を進めているところですが、第四四回松山大会の名称は、そのまま残す形で準備を進めています。

松山大会を開催するにあたって、四国から死の臨床の思いを発信するためにテーマを《お遍路の里・四国から『死に学び生を考える～看取りを文化に～』》としました。人は生き物の宿命として、皆平等に死を迎えなければなりません。病を得た結果としての死、老衰による自然な死、不慮の事故による突然の死、自ら命を絶った結果としての死など、死の様相は様々です。

人類が文化を形成していく過程で、宗教であったり哲学であったり様々な先人の思索と知恵で、この死の様相はその時代を反映させながら形作られてきました。四国は弘法大師空海が開いた八十八箇所霊場を巡る遍路において、一二〇〇年にわたり多くの人々が自分の人生と向き合う巡礼の旅の足跡をその道に残してきた文化があります。日本は明治維新の文明開化と言われる世界に門戸を開く大きな転換点で、西洋の制度を手本としてそれ以降の文化を築いてきた歴史があります。

しかし、実はもっと昔から、日本には中国大陸や朝鮮半島から伝わってきた文化を取り入れながら形作ってきた文化形成の歴史があり、日本人らしさを考える上で伝統的に形作られてきた死や生の問題の文化に立ち返ることは、四国らしさの発信になるのではないかと考えています。

そこで、そのメッセージを発信してくださる方として宗教学者である山折哲雄先生へお話を依頼し、二〇二〇年一〇月開催当時は二つ返事でお引き受けいただきました。ところがコロナ禍で開催が延期となり、いったん話が振り出しに戻ってしまい、その後先生が二〇二一年四月に誤嚥性肺炎から生死をさまようほどの重症肺炎を患われ、担当医も一時はあきらめるほどの病状であったそうです。

そんな経過から、先生より二〇二三年一一月の松山大会への参加辞退の連絡を二〇二二年一月に受けました。私としては途方に暮れるほどの大きなショックでした。先生の体調を考えると、私がショックを受けるなど、お門違いもはなはだしい話です。しかし今の日本にとって死の臨床の問題は避けては通れぬ大きな問題であると強く思ったものですから、先生のお話をビデオに収めて、大会当日の参加者の皆様へ先生からの宿題としてお話しいただく提案をさせていただきました。

ありがたいことに、先生からは来てくれるのであれば喜んでお話ししましょうという返事をいただき、二〇二二年六月に講演の収録撮りに出向いて、「三途の川を渡りかけ」という、実に先生にしかお話しできないテーマでお話をいただいた次第です。

本書では、第四四回日本死の臨床研究会松山大会で皆様に聴いていただく予定の「三途の川を渡りかけ」の講演録詳報に山折先生の講演録を付け加えたものを、「山折哲雄からの宿題」

「日本人の死生観について」と二章にわたって掲載しています。先生のお話の中で、伝統的な考え方と最新の「医学＝緩和ケア」を何とか統合できないかという課題が投げかけられ、山折先生と私との対談という形でまとめたものも掲載しました。日本的な終末期のあり方とホスピスケアの接点のようなものが見えてきて、これからの日本における終末期ケアにおけるホスピス緩和ケアのあり方のヒントになれば幸いと考えています。

緩和ケアの現場で二〇年間、患者さんと関わりを持つ中で、松山という土地柄から正岡子規の残した随筆に触れる機会がありました。その中で『病牀六尺』は子規が旅立つ四カ月前の脊椎カリエスの終末期における自宅療養の毎日の風景が描かれたもので、身体的な苦痛、死と向き合う不安や家族介護の問題、子規を支えてくれる多くの人たちの関わる姿に、在宅ホスピスケアの原点を見る思いがしました。

そこで、ホスピスケアの視点から『病牀六尺』をひも解いていくと、死と向き合うことの意味や命を生きることのあり方など、先人である子規から人生いかに生きるべきかという、ホスピスケアにおける先人の知恵のようなものが見えてくるのではないかと考えました。本書では「子規 命の叫び――『病牀六尺』に学ぶホスピスケア」と題して、命に関わるような病にかかり、様々な問題に直面した子規とその家族の姿を私なりに解釈してみました。先人の知恵の記録として読んでいただければと思っています。

松山大会のテーマにも掲げた《お遍路の里・四国から『死に学び生を考える～看取りを文化に～』》に繋がる活動を、もっと地元でできないかと思案しているときに、地元の放送局である南海放送から、ラジオ番組を立ち上げて電波に乗せて思いを発信してはどうかとの提案がありました。そこで「死に学び、そしてどのようにして〝生きることの意味〟を見出していくのか」をテーマに、二〇二〇年四月から毎週土曜日の夕方、《お遍路の里・四国から『死に学び生を考える～看取りを文化に～』》という番組をスタートさせました。

番組では毎回、緩和ケアの現場に携わる医師、看護師、薬剤師などの医療関係者、介護関係者から、銀行、葬儀会社、文学関係者、宗教者など、様々な方をゲストとしてお招きし、日本人の死生観について多面的に見つめ直し、忌憚のない話を伺っています。また、リスナーの方たちからの超高齢者の介護、葬儀、死別後の心の持ち方など、多くの疑問にお答えする質問コーナーも設けています。二〇二三年四月で一五四回もの放送を重ねることができました。

さらに、この活動をもっと多くの方に知っていただくことを目的に「〝Thinking life, doing life〟Project ――生きる！――」と銘打ってホームページを立ち上げました。ホームページでは、番組の過去放送がすべて聴取でき、「子規 命の叫び」の連載や朗読家による『病牀六尺』の読み聞かせ、地元の詩人である坂村真民の話など、松山で育んできたお話で構成されています。ぜひご覧ください。

本書の表紙を愛媛県今治市出身の画家である智内兄助氏の「空　海　みち」という作品で飾らせていただきました。智内氏は和紙にアクリル絵具という独特な画法を確立し、日本の伝統美を基調に独自の幻想世界を創り上げ、ヨーロッパ屈指の大コレクターであるロスチャイルド家をはじめ、世界のコレクターを魅了している洋画家です。氏は幼少の頃から海に親しみ、近くをお遍路さんが行き交う日常の中で幼少時に父親や友達との死別を体験し、四国遍路の中で育まれた死生観が知らず知らずのうちに作品に映し出されていると語られています。智内氏の作品が醸し出す四国遍路の死生観と本書の思いが合致しているように感じ、本書表紙に氏の作品を掲載させていただいたことを深く感謝申し上げます。

最後に、本書の企画・立案、構成など出版に至るまでにとてもご尽力いただきました黒田仁朗さんに心より感謝申し上げます。また、山折哲雄先生のビデオ撮影など実務と便宜を図ってくださった医療法人聖愛会事務局長の手嶋淑雄さん、第四四回日本死の臨床研究会松山大会の事務局の皆さんならびに実行委員会の皆さんに感謝いたします。

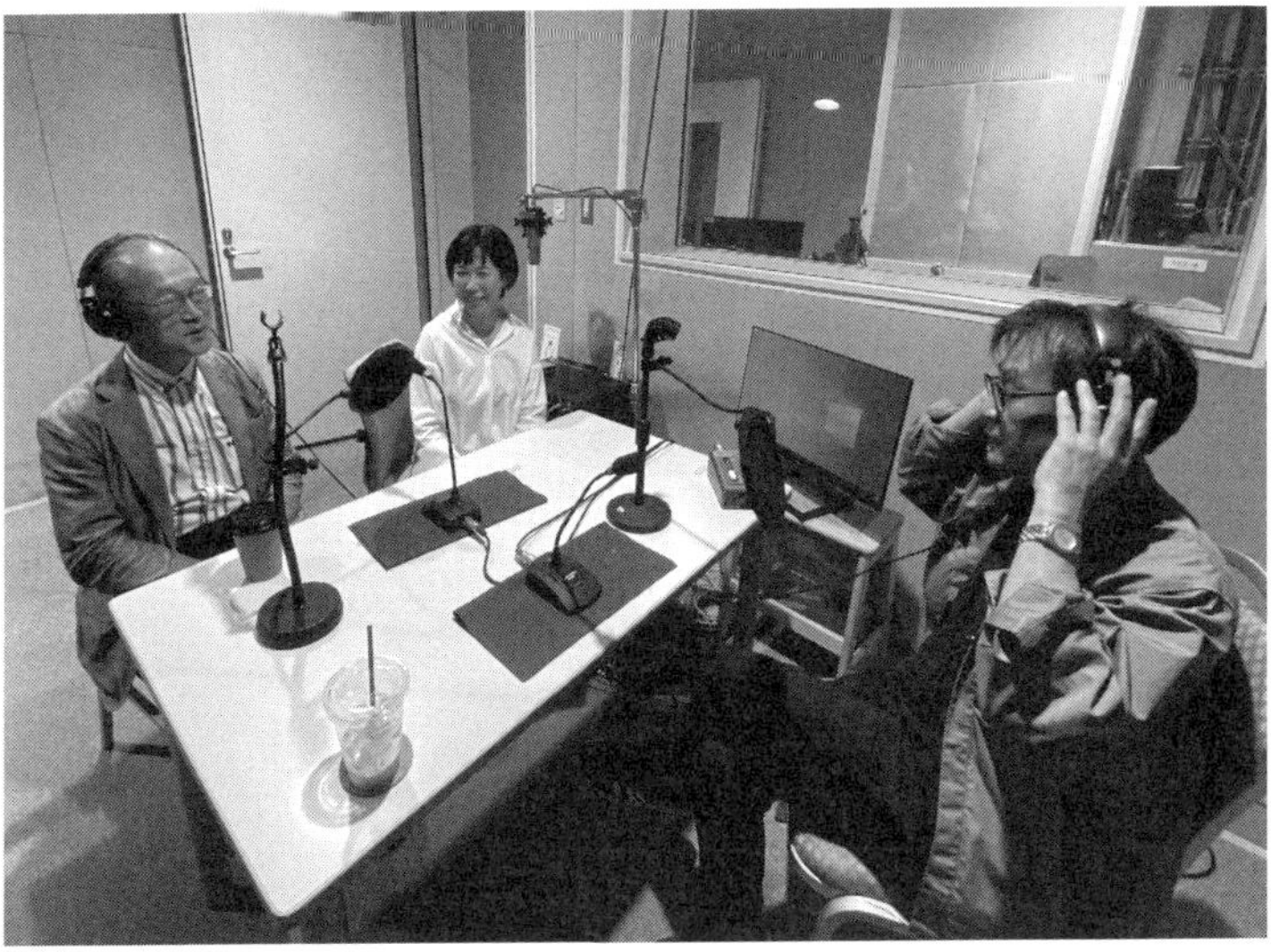

南海放送のスタジオで（左から）、中橋恒、アナウンサーの合田みゆき、黒田仁朗

南海放送ラジオ
《お遍路の里・四国から『死に学び生を考える～看取りを文化に～』》
毎週土曜16:50～17:00〈AM1116〉

ホームページ「生ききる！」https://www.mitori-bunka.com

【付録】

人生会議《アドバンス・ケア・プランニング》について

1 準備するということ

準備することを忘れてしまった現代人

「人には寿命があり、いつかは人生の終わりを迎えなければならない」

この当たり前のことに、多くの人は日常を意識することなく過ごしているように思います。いざ死が近くなったときに、どうしたらよいのかと慌てふためいてしまっているように感じています。

なぜなのかと考えてみると、誰しも死を考えること、死を意識することは嫌なのだろう、それが人間の素直な感情であり、死というものを本能的に避けようとするものなのではないかと思っています。しかし、生き物である以上、必ず自分の命に終わりがくることは避けて通れぬ「定め」であることを忘れてはいけないものだと思います。

私たちは、過去に戦争という多くの命を失うたいへん不幸な出来事を経験しました。その後の日本は奇跡といってよい目覚ましい復興を遂げました。人口は七八〇〇万人（一九四七年）から一億二八〇〇万人（二〇一〇年）と一・六倍以上に増え、平均寿命も男性五〇歳／女性五

【図１】高齢化の推移と将来推計

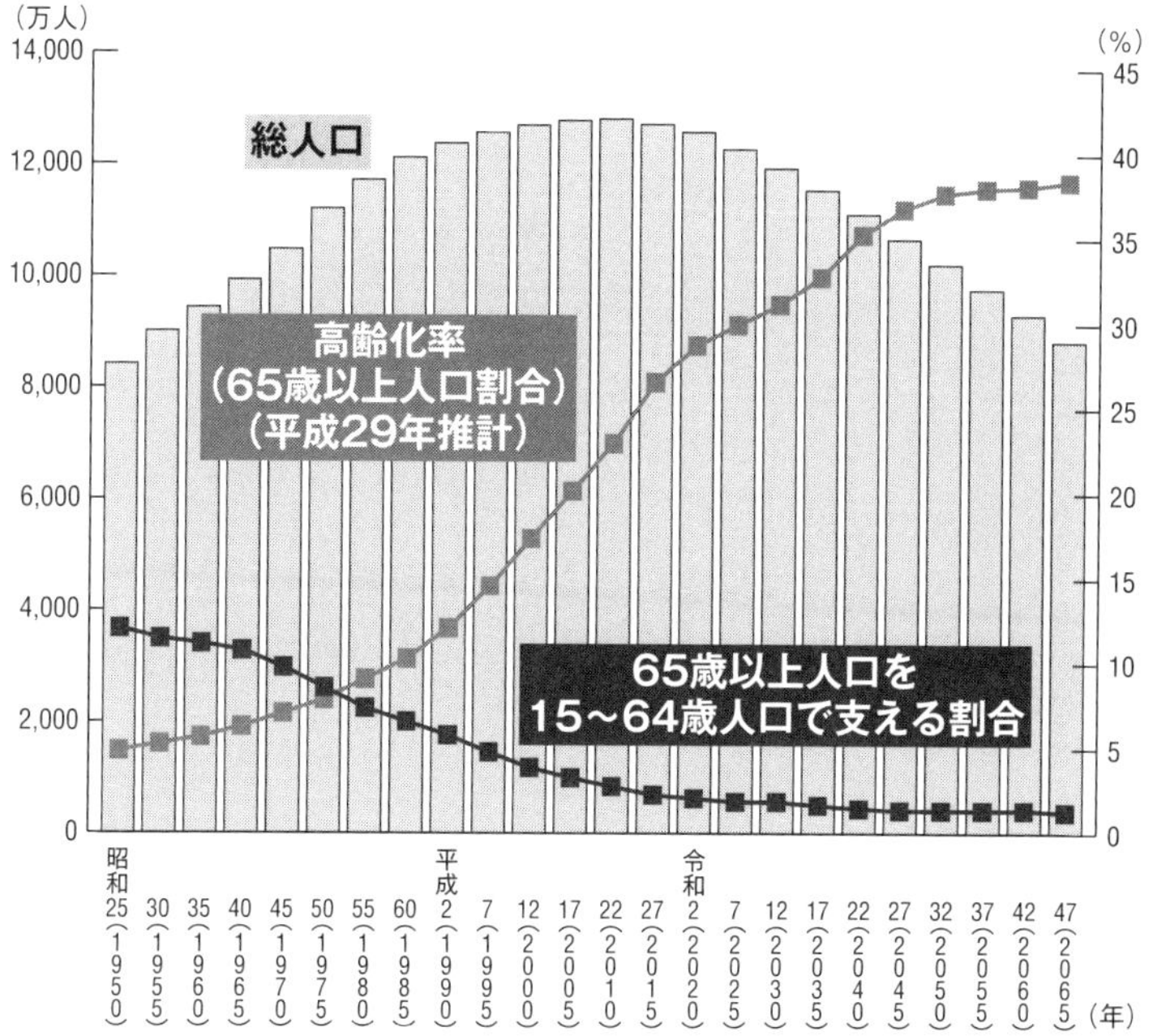

出典：内閣府ホームページ

四歳（一九四七年）から男性八一・六歳／女性八七・七歳（二〇二〇年）と、世界に冠たる長寿国となりました。国の繁栄は、豊かな物と、寿命を意識しない健康な生活を作り出してくれました。そんな中で私たちはいつしか「死」という問題を、知らず知らずのうちに避けてきたのかもしれません。

　しかし、長寿であることの裏返しとして、高齢化と多死化ということが現代日本の社会的な問題となっています。六五歳以上の高齢者人口は一九五〇年には人口の五％弱だったのが、二〇二〇年には二八・八％（愛媛県は三一・四％）と三人に一人が高齢者という社会になっています（図1）。

多死化の面では、二〇二〇年の出生数八四万人に対して、死亡数は一三七万人と、出生数より死亡数が多く、人口が減少に転じています。日本が抱える社会問題の象徴として「二〇二五年問題」があげられています。二〇二五年問題とは、団塊の世代が七五歳以上の後期高齢者となるタイミングのことであり、超高齢社会であることを指した表現です。

齢《よわい》を重ねた者が、残された時間を自分らしく過ごす秘訣、それは「準備」をするということだと思います。難しいことではありません。私たちは、生まれるときからそうしてきました。まずは出産に備えての準備。人生の流れの中で、入学の準備、受験の準備、就職の準備、結婚の準備と、「備える」ということを当たり前のようにやってきているのです。「備えあれば憂いなし」という言葉もあります。先人たちは人生をうまくするための知恵を残してくれていることです。それなのに「死」への備えが、どうも現代人には苦手なことになってしまっているように思えます。

残された時間を自分らしく生きるために

二〇一七年に国民を対象として人生の最終段階における医療に関する意識調査が行われました。その中に以下のような興味深い結果が出ています（図2）。

【図２】平成29年度人生の最終段階における医療に関する意識調査（厚生労働省）

人生の最終段階における
医療・療養に関する家族等や
医療介護関係者との話し合いの状況

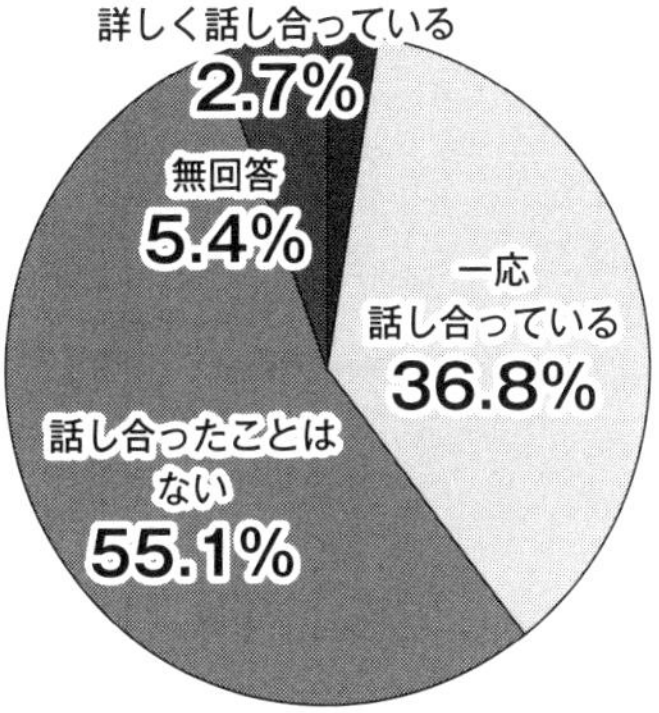

家族等や医療介護関係者等と
あらかじめ話し合い、
また繰り返し話し合うことについて

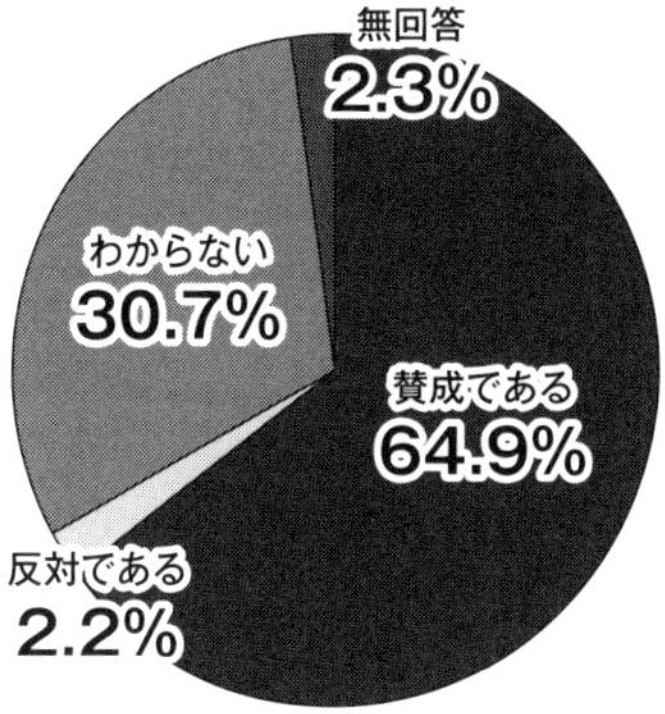

どのような医療・療養を受けたいか等を
記載した書面をあらかじめ
作成しておくことについて

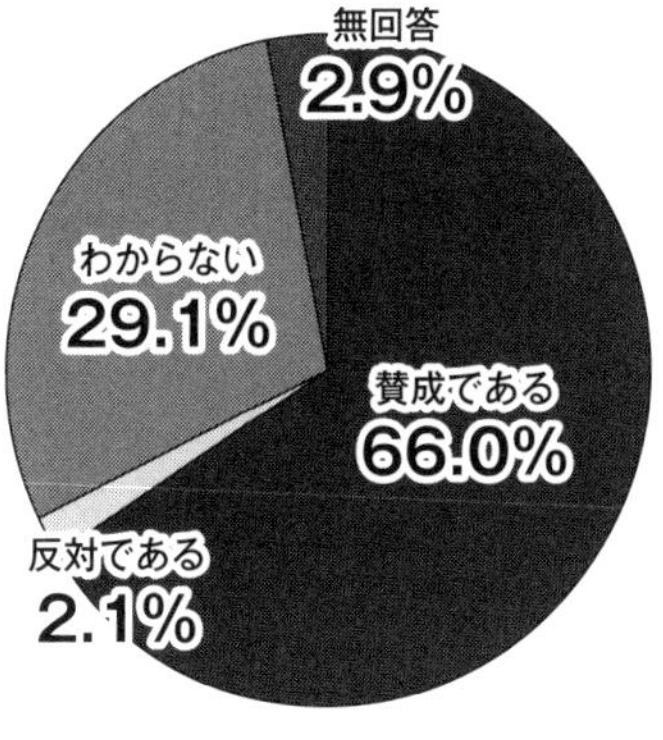

意思表示の
書面作成状況

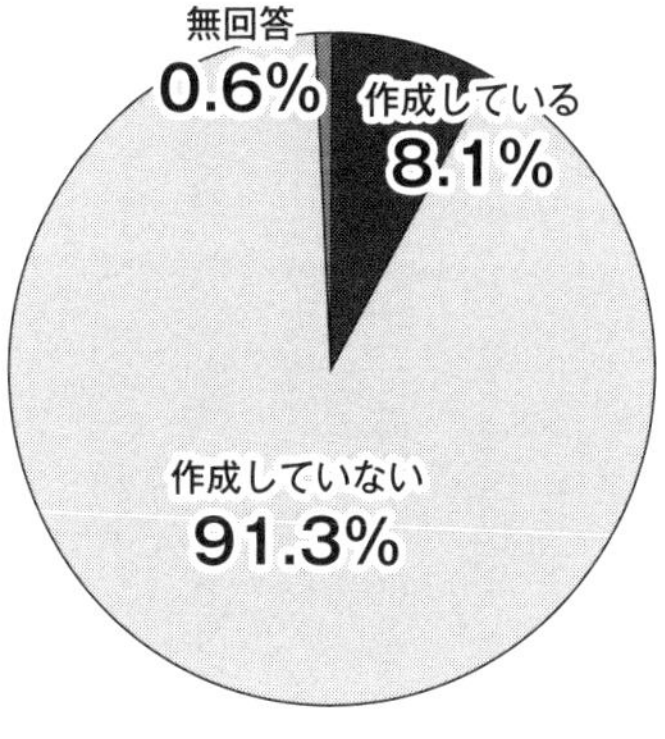

・人生の最終段階における医療・ケアについて家族等や医療介護関係者と話し合うことに賛成である⬇六五％
・人生の最終段階における医療・ケアについてこれまでに家族等や医療介護関係者と詳しく話し合ったことがある⬇三％
・自分が受けたい医療・ケアをあらかじめ書面に残しておくことに賛成である⬇六六％
・実際に自分が受けたい医療・ケアをあらかじめ書面に残している⬇八％

自分の人生の最後をどのようにしたいかと問われると、三分の二の人が自分が受けたい医療やケアをあらかじめ書面に残しておくことに賛成しています。しかし、ほとんどの人が実行に移していない現状があることが示されています。このような現状を踏まえて国は「人生会議（アドバンス・ケア・プランニング）」という考え方を推し進めています。最近は医療機関に冊子が置いてあったり、ネットで気軽に情報が手に入るようになっていますので、関心のある方はぜひ検索してみてほしいと思います（ＵＲＬ：https://www.mhlw.go.jp/stf/newpage_02783.html）。

人生会議（アドバンス・ケア・プランニング）とは、「万が一のときに備えて、自分が大切にしていることや希望、どんな医療やケアを受けたいかについて、自分自身や、自分が信頼している人と話し合ったりすること」と定義されています。今の自分には前もって話し合うことは必要ないと思っている方もいらっしゃるかもしれません。しかし、自分の気持ちが話せないなど、万が一の状況になる前に話し合うことは、自分が思う医療やケアを受けることができるだけでなく、家族や信頼している人への負担の軽減にも繋がる大切なことだと思います。

2 人生会議のタイミングとポイント

人生会議のタイミング

では具体的にいつ、人生会議を行えばよいのでしょうか。人生にはいろいろな出来事があり、その出来事が自分の人生のあり方を見直すきっかけになることがあります。例えば以下のようなときです。

・定年など社会の第一線から退いたとき
・家族や親しい人が大きな病気になったり、亡くなったとき

・自分が大きな病気になったとき
・テレビや雑誌などで終活や終末期医療の話題を見たとき
・医療者や介護者との話の中で話題になったとき

人生会議のポイント

次に、具体的に人生会議をどう進めていけばよいのでしょうか。人生会議の意図するところは、医療や介護の面から自分の人生の終わり方を、どう考えるかです。その進め方をいくつかのポイントに分けてあげてみます。

1．自分の人生で大切にしていることが何か考えること

①病気やケガで重体や危篤状態になったとき、どのような治療やケアを受けたいか。
・病気と徹底的に向き合って最後まであきらめずに病気と闘っていく。
・病気と闘うのではなく、うまく折り合いをつけながら苦しみのない最期を迎えさせてほしい。

②自分が大きな病気になったときに、自分にとって残された人生において何を大切にして生きていたいかを考える。
・病気と徹底的に向き合って最後まであきらめずに病気と闘っていく。

・治らない病気であれば、病気と闘うのではなく、うまく折り合いをつけながら自分に残された人生の時間を「自分の人生のまとめ」や「大切な家族や関わりを持ってくれた人との時間」に使っていく。

③自分の最期をどのような形で迎えたいか考える。

・延命のための努力を最後までしてほしい。

・生きる時間が短くなっても、苦しむことなく穏やかな旅立ちにしてほしい。

2. 自分の意思や考えをきちんと理解してくれる信頼できる人を探しておくこと

高齢・多死社会の話をしましたが、これからの長寿命の人生の中で子供が遠方で疎遠であったり、配偶者が亡くなって独居生活になったり、もともと一人の人生を歩んできたりと、家族の支援が得られない方が増えてきている時代になっているため、血縁関係での援助者が得られにくくなっています。自分の人生の終わり方を信頼して相談できる人を探しておくことは、自分の人生の最期を納得したものにするために必要です。

3. 認知症などにより自分の考えが伝えられなくなった場合、どのような治療やケアを望むか、考えておくこと

高齢化の問題の中で認知症の問題が重要性を増してきています。認知症のため自分の意思決定が困難になった場合、あらかじめどのような治療やケアを望むのか、自分の考

えを明らかにしておくことはとても大切なことです。病気によっては意識障害により自分の意思を表現できなくなることもあります。これは認知症に限った問題ではなく、とても大切なことです。

4．治ることが難しい病気（進行がん、慢性心不全など）にかかり、病状の悪化などにより自分の考えが伝えられなくなった場合、どこで治療やケアを受けたいか考えておくこと

この問題も前記の問題と同じで、自分の意思決定が困難になった場合、あらかじめどこで治療やケアを望むか、自分の考えを明らかにしておくことはとても大切です。最後まで住み慣れた自宅で過ごすことを願うのか、最後は入院でお世話になることを望むのか、結果がどうであれ今の気持ちを考えておくことは大切です。

人生会議は、これらすべてについて一度に考える必要はありません。しかし、いろいろなきっかけで少しずつ考えておくこと、それが自分の人生のまとめ方の準備にもなるものだと思っています。また、一度決めたことを将来変更することができないものでもありません。人の心は変わるものです。その時々で決めたことを大切にして人生を歩んでいただき、変わる気持ちに正直に、自分らしい生き方と生き終え方を考えるのが「人生会議」であることを理解して活用していただきたいと思います。

〈著者略歴〉
山折哲雄（やまおり　てつお）
1931年、米・サンフランシスコ生まれ。東北大学文学部印度哲学科卒業。宗教学者として国際日本文化研究センター名誉教授（元所長)、国立歴史民俗博物館名誉教授、21世紀高野山医療フォーラム副理事長、総合研究大学院大学名誉教授などを歴任。著書は『日本人の霊魂観』、『義理と人情』、『生老病死』など多数。和辻哲郎文化賞、ＮＨＫ放送文化賞、南方熊楠賞ほか受賞。

中橋　恒（なかはし　ひさし）
1951年、長崎市生まれ、金沢大学医学部卒業。松山ベテル病院院長。がんに関わる現場の医師を志し呼吸器外科医として肺がん診療に携わる。緩和ケア医を志し50歳でメスを置き、松山ベテル病院において終末期がん患者のホスピスケアに従事。日常診療に従事する傍ら、愛媛県在宅緩和ケア推進モデル事業に関わり県内各地での普及と啓発活動を行っている。分担執筆著書に岡田晋吾編『がん診療の地域連携と患者サポート』（医学書院）がある。

企画・編集　株式会社モブルコーポレーション 黒田仁朗
装　　　丁　印牧真和
カバー画　智内兄助

半歩の壁

死に学び、生を考える

2023年10月10日　第1版第1刷発行

著　者　山折哲雄
　　　　中橋　恒

発　行　株式会社ＰＨＰエディターズ・グループ
〒135-0061　東京都江東区豊洲5-6-52
☎03-6204-2931
https://www.peg.co.jp/

印　刷
製　本　シナノ印刷株式会社

ISBN978-4-910739-39-7